腎硬化症の
早期診断と治療

編集

和田隆志
金沢大学大学院 腎臓内科学 教授

湯澤由紀夫
藤田医科大学医学部 腎臓内科学 教授

謹 告

本書に記載されている事項に関しては，発行時点における最新の情報に基づき，正確を期するよう，著者・出版社は最善の努力を払っております。しかし，医学・医療は日進月歩であり，記載された内容が正確かつ完全であると保証するものではありません。したがって，実際，診断・治療等を行うにあたっては，読者ご自身で細心の注意を払われるようお願いいたします。本書に記載されている事項が，その後の医学・医療の進歩により本書発行後に変更された場合，その診断法・治療法・医薬品・検査法・疾患への適応等による不測の事故に対して，著者ならびに出版社は，その責を負いかねますのでご了承下さい。

はじめに

　わが国は超高齢社会となり，動脈硬化，血管病変を背景とする腎硬化症の臨床上の重要性が年々増してきています。実際，新規に透析導入される原疾患としては，糖尿病性腎症，慢性糸球体腎炎についで多く，その数はさらに増加しています。したがって，腎硬化症の理解とその対策は重要な課題です。さらに，超高齢社会を迎えている国々の共通の課題でもあり，高齢化が先んじているわが国からの情報発信はとても貴重であると思います。

　腎硬化症は，血管病変を背景とするその成り立ちから，種々の腎臓病の病態に影響を与えていることが考えられます。一方で，その診断や治療法などは，いまだ十分に論じられていないのが現状です。高血圧性腎硬化症に関する病理診断については，その病理所見の定義を含めて議論されてきました。さらに，高血圧性腎硬化症のレジストリーも立ち上がり，その臨床病態の解明と治療や予後改善への示唆に富む結果も出てきています。こういった腎硬化症の超高齢社会での変遷や，それに対応する病態解明，臨床疫学の基盤が構築されつつある中で，なおいっそう，最新の知見に基づく包括的な理解と臨床への応用が求められています。これらの国内外における知の集積とその利活用により，解明がさらに進むとともに予後の改善が得られることを強く祈念しております。

　本書では，このような背景のもとで腎硬化症の研究・診療で八面六臂のご活躍をされている先生方に最新の知見をまとめて頂きました。これまで，腎硬化症の早期診断から透析や腎移植に至る治療まで，総合的に論じた成書は比較的少ないのではないかと思い，まさに時宜を得たものであると自負しております。この包括的な1冊

が，腎硬化症に関するいっそうの議論と理解への一助となりましたら，編集に携わってきた者として大変うれしく，そしてありがたく存じます。どうぞご活用頂き，忌憚のない建設的なご意見をお聞かせ頂ければ幸甚です。

2018年12月

和田隆志
湯澤由紀夫

執筆者一覧

編　者

和田隆志	金沢大学大学院 腎臓内科学 教授
湯澤由紀夫	藤田医科大学医学部 腎臓内科学 教授

執筆者 (執筆順)

		担当項目
田中　茂	福岡歯科大学 総合医学講座内科学分野 助教	**1**
中野敏昭	九州大学大学院医学研究院 病態機能内科学 併任講師	**1**
佐藤　博	東北大学大学院薬学研究科 臨床薬学分野 教授	**2, 3**
横山　仁	金沢医科大学医学部 腎臓内科学 主任教授	**3**
杉山　斉	岡山大学大学院医歯薬学総合研究科 血液浄化療法人材育成システム開発学 教授	**3**
佐藤　稔	川崎医科大学 腎臓・高血圧内科学 准教授	**4**
柏原直樹	川崎医科大学 腎臓・高血圧内科学 教授	**4**
上杉憲子	福岡大学医学部 病理学講座 准教授	**5**
古市賢吾	金沢大学附属病院 血液浄化療法部 准教授	**6**
川北智英子	岡山大学大学院医歯薬学総合研究科 腎・免疫・内分泌代謝内科学	**7**
和田　淳	岡山大学大学院医歯薬学総合研究科 腎・免疫・内分泌代謝内科学 教授	**7**
古波蔵健太郎	琉球大学医学部附属病院 血液浄化療法部 部長/准教授	**8**
大屋祐輔	琉球大学大学院医学研究科 循環器・腎臓・神経内科学講座 教授	**8**
清水美保	金沢大学 附属病院 腎臓内科/保健管理センター	**9**
伊藤由美	新潟大学大学院医歯学総合研究科 健康増進医学講座 特任准教授	**10**
成田一衛	新潟大学大学院医歯学総合研究科 腎研究センター 腎・膠原病内科学分野 教授	**10**
涌井広道	横浜市立大学医学部 循環器・腎臓・高血圧内科学 講師	**11**
田村功一	横浜市立大学医学部 循環器・腎臓・高血圧内科学 主任教授	**11**
橋本整司	紀南病院 腎臓内科/血液浄化センター 部長	**12**
重松　隆	和歌山県立医科大学 腎臓内科学 教授	**12**
西　慎一	神戸大学大学院医学研究科 腎臓内科 教授	**13**

目 次

1 ▶ 腎硬化症の疫学と現状 *1*

2 ▶ 腎硬化症の診断 *16*

3 ▶ 高齢社会における腎硬化症の 臨床レジストリー *27*

4 ▶ 腎硬化症の分子機序 *39*

5 ▶ 腎硬化症の血管病変（早期・進行期） *53*

6 ▶ 腎硬化症腎生検データベース *71*

7 ▶ 腎硬化症と肥満関連腎症 *83*

8 ▶ 尿酸と腎硬化症 *96*

9 ▶ 糖尿病性腎症と腎硬化症 *108*

| 10 | ▶ 良性・悪性腎硬化症 | 122 |

| 11 | ▶ 腎硬化症と治療（高血圧を中心として） | 133 |

| 12 | ▶ 透析導入の判断と維持
（血液透析，腹膜透析） | 143 |

| 13 | ▶ 腎移植の選択：腎硬化症と腎移植 | 156 |

索　引　173

腎硬化症の疫学と現状

田中 茂，中野敏昭

▌腎硬化症が透析導入の原疾患として急増

　日本の透析患者数は2016年末で約33万人に上る[1]。これら
の慢性血液透析患者の原疾患のうち，腎硬化症は，糖尿病性腎症
（38.8%），慢性糸球体腎炎（28.8%）に次いで第3位（9.9%）の比
率を占める。慢性糸球体腎炎による透析導入患者数が経年的に減
少しつつあるのに対し，糖尿病性腎症や腎硬化症による導入患者
数は増加し続けており，特に腎硬化症の占める割合は，2006年の
9.4%に対して2016年では14.2%と，直近10年間で著しく増加
している（図1）。

　腎硬化症の病態進展に対して加齢や生活習慣病の関与は大きく，
約4,300万人とも推定される高血圧患者が存在し，今後さらに高
齢化が進むわが国において，その対策の確立は急務である。本項で
は，高血圧性腎硬化症の現況について疫学的なエビデンスを中心に
概説する。

▌概念・診断

　高血圧性腎硬化症は一定期間の高血圧曝露によって引き起こされ
る動脈硬化性血管病変を基盤病態とした腎機能障害の総称であり，
発症形式より悪性腎硬化症と良性腎硬化症に大別される。悪性腎硬
化症においては，急激な血圧上昇によって刺激されたレニン・アン
ジオテンシン系（RAS）によってもたらされるさらなる血圧上昇と

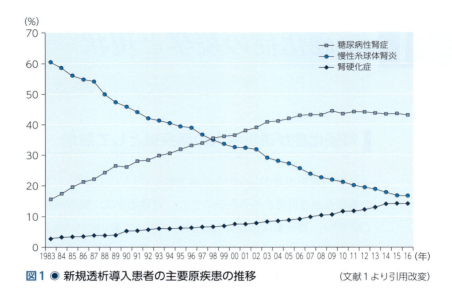

図1 ● 新規透析導入患者の主要原疾患の推移 　　　　（文献1より引用改変）

いう悪循環が形成され，急速に進行する腎機能障害や乳頭浮腫，脳血管障害，心不全などの重篤な臨床症候を呈する．一方，良性腎硬化症は加齢や長期間の高血圧曝露によって，比較的緩徐に進行する腎機能障害を主徴とする軽度な臨床経過を呈し，本項において概説する「腎硬化症」は，主に良性腎硬化症を指す．

　腎硬化症の診断が腎生検によって確定される機会は少なく，長期にわたる高血圧曝露期間を伴い，かつ上記のような典型的な臨床症候を伴う症例において，他の腎疾患の合併が除外される場合に「腎硬化症」との診断がなされることが多い．アフリカ系アメリカ人の腎硬化症患者を対象とした大規模臨床試験であるAfrican American Study of Kidney Disease (AASK) では，このような臨床的な診断基準の妥当性が腎生検による組織所見との対比によって検証された[2]．本試験における腎硬化症の臨床診断は「長期間の高血圧歴を伴う中等度腎機能障害〔GFR（糸球体濾過量）25～70 mL/min/1.73m^2〕を有し，かつ高度の蛋白尿（2g/day以上）や

糖尿病，免疫複合体病などのほかの腎疾患合併がない患者」という基準に基づいて決定された。腎生検を施行された39症例のうち38症例（97%）に動脈硬化所見を認め，糸球体全節性硬化，細動脈硬化，間質線維化の程度が血清クレアチニン（sCr）値と有意に相関していることが明らかとなった。

　一方，「良性腎硬化症」の臨床診断を受けた136名の患者に対して，腎生検を含めた徹底的な診断調査を行った研究では，コレステロール塞栓症症例が29.4%，腎血管性高血圧症例が26.5%を占め，腎硬化症は44.1%にすぎなかったことも報告されている[3]。

　これらの疫学調査成績より，長期の高血圧歴を有し，高度蛋白尿を伴わない腎機能障害における「高血圧性腎硬化症」の臨床診断に関しては，組織学的にも一定の妥当性が裏づけられるものの，他疾患の除外は容易ではなく，慎重な除外診断が必要であることが示唆される。

疫学

　日本の高血圧患者数は約4,300万人と推計されており，そのうち70歳以上の高齢者が35.4%を占める[4]。降圧薬服用率は50歳以上の各年代，いずれにおいても時代とともに向上しているものの，適切な血圧コントロールの管理達成率は男性で約3割，女性で約4割程度にとどまり，いまだ改善の余地がある[4]。腎硬化症に関する系統的な疫学調査は行われておらず，正確な有病率や発症率は不明である。

　腎機能障害以外に特異的な診断手段に乏しいことから，軽症例が見逃されていることも想定され，高血圧集団において相当の頻度で本症が潜在している可能性がある。腎・高血圧専門施設で加療を受けている保存期慢性腎臓病（chronic kidney disease；CKD）患

者集団に占める腎硬化症の割合については，ドイツの大規模コホートであるGerman Chronic Kidney Disease (GCKD) コホート[5]や日本の宮城良陵CKD研究[6]において，それぞれ23.0%，17.0%と報告されており，慢性糸球体腎炎や糖尿病と並んで大きな割合を占めている。

著者らが北部九州医療圏12施設において実施している保存期CKD患者の縦断的追跡研究〔福岡腎臓病データベース研究 (Fukuoka Kidney disease Registry；FKR)〕[7]では，692/3,396名（20.4%）が原疾患として腎硬化症の臨床診断を受け，そのうち腎生検による組織診断は24/700名（3.4%）にとどまった（図2）。生検による組織診断率はGCKDコホートにおいて7.8%，良陵研究で21.4%と研究グループ間の差異が大きく，生検実施の適応判断など診療プラクティスの違いに大きく依存している可能性が示唆された。

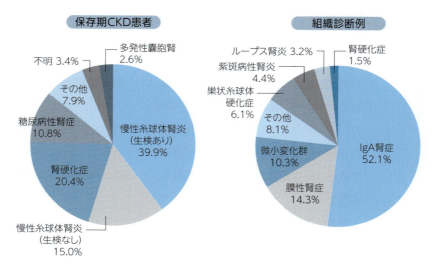

図2 ● 腎臓専門施設通院中のCKD患者に占める腎硬化症の割合〔FKR研究（未発表の内容）〕

加齢と腎硬化症

　一般に，加齢は腎機能低下の危険因子であり，加齢とともにCKDの有病率は増加する（図3）[8]。また，日本人の住民健診データを用いて加齢による腎機能への影響を解析したシミュレーションでは，高齢であるほど，また腎機能が低下しているほど腎機能低下速度が早くなることが報告されている[9]。筆者らの保存期CKDコホートにおける検討では，高齢であるほど，より進行したステージのCKD患者の割合が増加し，また，どの年齢階層においても男性のCKD重症度が高いことが明らかとなった（図4）。

　腎硬化症は高齢者の透析導入の原疾患としても大きな比重を占めるが，細動脈硬化や尿細管萎縮・間質線維化，糸球体硬化など腎硬化患者に認められる組織所見は加齢性の腎硬化変化と同様であるため，両者を正確に診断し判別することは難しい。剖検例を用いた検討では，加齢と腎内細小動脈硬化はともに糸球体硬化の独立した寄与因子であり，加えて，心重量および冠動脈のアテローム動脈硬化が糸球体面積と有意に相関することが報告されている[10]。これらの知見は，加齢に伴う腎臓構造および機能低下の病因において，動脈硬化症の関与が重要である可能性を示唆している。

　高齢者に認められる腎機能低下が単なる加齢に伴う生理的な変化であるのか，治療介入を要する病態であるのか，その病的意義を明らかにするため，156万人のコホートデータを用いたメタ解析が行われた[11]。その結果，65歳をカットオフとする層別解析において，腎機能低下（GFR 60mL/min/1.73m^{2}未満）が年齢とは独立した総死亡と心血管死亡の有意な危険因子であることが確認された。また，高齢者ほど腎機能低下や尿中アルブミン排泄量増加に伴う総死亡の絶対リスクが若年者より急峻に上昇することも報告されている[12]。このように，末期腎不全（end-stage renal disease；ESRD）の

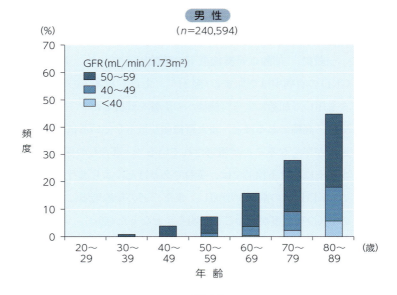
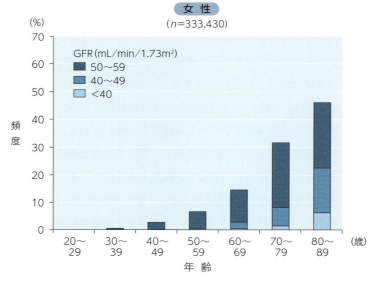

図3 ● 年齢別のCKD患者の頻度　　　　　　　　　　（文献8より引用）

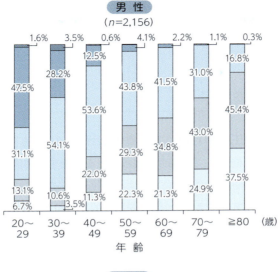

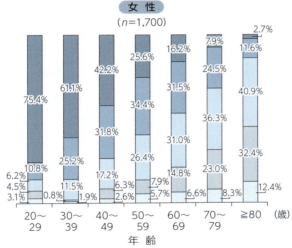

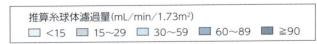

※各数値は四捨五入されているため、合計が100にならないケースもある。

図4 ● 年齢階層別のCKDステージ分布〔FKR研究（未発表の内容）〕

みならず，総死亡や心血管死亡に対する予防の観点からも，腎硬化症も含めた加齢に伴う腎機能低下への対策の重要性が認識されつつある。

危険因子

高血圧患者は他の生活習慣病を合併することも多く，腎硬化症の病態を修飾し，腎機能障害の進行を促進する要因となる。たとえば，脂肪組織の過剰蓄積による酸化ストレス亢進や炎症が，循環血液中のアンジオテンシンⅡを直接的に増加させることも報告されており，肥満によって腎硬化症の病態が促進される可能性が示唆される[13)14)]。高血圧が腎機能低下の原因となることは動かしがたい事実であり，AASK試験をはじめ，その他の小規模な試験においても降圧療法が腎硬化症の腎機能障害の進行を抑制することは明確であり異論がない[15)]。

いわゆる「良性腎硬化症」に随伴する軽度～中等症の高血圧症が，長期的にESRDの危険因子となり得るかどうかについても，これまでいくつかのコホート研究において調査されている。332,544名を追跡したMultiple Risk Factor Intervention Trial（MRFIT）研究[16)]や98,759名の日本人を対象としたOkinawa研究[17)]などの大規模な疫学調査において，それぞれ16年，17年の調査期間に中等度高血圧症とESRD発症リスクの間の有意な関連性が示唆された。これらの研究では，腎硬化症以外の腎疾患の存在が十分に確認されていないため，登録時に既に何らかの腎疾患を有していた患者がESRDを発症した可能性も否定はできない。そのため，Hsuらは糸球体腎炎などの影響を除外すべく，GFR 60 mL/min/1.73m^{2}以上かつ試験紙法で尿蛋白および尿潜血陰性を基準にスクリーニングされた高血圧患者316,675名に同様の検討

を加え，中等度～ほぼ至適レベルの高血圧でもESRD発症の独立した危険因子となり得ることを明らかにした[18]。

　近年，遺伝子変異と高血圧性腎硬化症の関連も明らかとなりつつある。巣状糸球体硬化症および高血圧性腎硬化症を有するアフリカ系アメリカ人において，*Apolipoprotein Ll*（*APOL1*）遺伝子の独立した配列変異であるG1とG2のホモ変異が，蛋白尿（0.6g/gCr以上，オッズ比6.3）や腎不全（sCr 3.0以上，オッズ比4.6），ESRD（オッズ比7.3）と有意な関連性を示すことが報告されている[19]。また，ウロモジュリン（Tamm-Horsfall糖蛋白）遺伝子変異や*ABCB1*遺伝子の機能的共通多型に関しても，腎疾患および高血圧の独立した危険因子であることが報告されている[20) 21]。

腎硬化症の治療に関する疫学

　腎硬化症に対する降圧療法の効果を検証した大規模臨床試験はAASK試験のみであり，日本人の腎硬化症患者を対象とした試験は存在しない。本試験はアフリカ系アメリカ人腎硬化症患者1,094名を，降圧薬使用に基づきRAS阻害薬群，Ca拮抗薬群，β遮断薬群の3群に割り付けるとともに，降圧目標値によっても，平均動脈圧107mmHg（140/90mmHgに相当）の通常治療群，平均動脈圧92mmHg（130/80mmHg以下に相当）の積極治療群の2群に割り付け，GFR slopeを一次エンドポイントとする降圧薬の腎保護作用を検証した[15]。その結果，降圧目標の異なる2群間では有意なアウトカム発症率の差は認められなかったが，RAS阻害薬による治療を受けた患者では，複合エンドポイント〔eGFR（推算糸球体濾過量）低下，ESRDと死亡〕で22%のリスク減少効果を認めた。AASKの試験終了後の追跡調査においても，降圧目標の異なる2群で腎イベント発症リスクについては全体として差がなかった

が，層別解析では，ベースライン時に尿蛋白が多い群（0.22g/gCr以上）や腎機能低下群（GFR 40mL/min/1.73m²以下）において，顕著な腎イベント発症リスクの上昇が認められることが明らかとなった[22]。特に，尿蛋白の有無に関しては，降圧による治療効果に及ぼす影響が大きく，AASK試験終了後のすべての患者をRAS阻害薬投与に切り替え長期予後を調査した研究において，その意義が検討されている[23]。本研究の観察期間中，降圧目標の異なる2群間で血圧値がほぼ130/80mmHg前後で同程度に維持されていたにも関わらず，蛋白尿/クレアチニン比0.22g/gCr以上の患者においてのみ積極降圧治療の有意な腎保護効果が示された（ハザード比0.73，95％信頼区間0.58〜0.93）。これらの結果から，尿蛋白の多い腎硬化症患者に対するRAS阻害薬の有効性と積極的な降圧治療の意義が支持される。

　筆者らのコホートの断面調査では，蛋白尿（0.15g/gCr）陽性群の降圧薬服用頻度は蛋白尿陰性群よりも高かったにも関わらず，降圧目標値（130/80mmHg）達成率については，蛋白尿陰性群よりも低く，管理不良であることが明らかとなった（図5，6）。このことは，蛋白尿の多いCKD患者の降圧管理が，実地診療においては必ずしも容易ではなく，今後のCKD診療の課題であることを示唆しているものと考えられる。

全身的合併症の発症予防で予後を改善

　高血圧性腎硬化症に伴う腎機能低下は，透析導入のみならず，心血管死亡や総死亡の危険因子であることが，これまでの多くの疫学研究の結果によって明らかとなってきた。腎硬化症の予備群である膨大な高血圧患者を抱え，今後さらなる高齢化進展が予測される日本において，その対策は公衆衛生学的観点からも重点的な課題とし

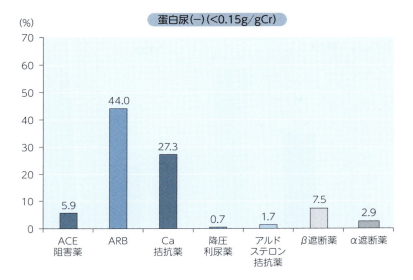

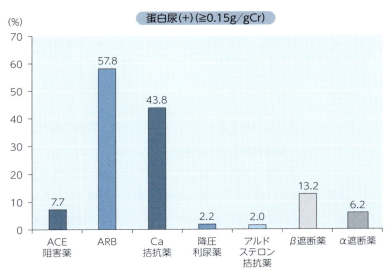

図5 ● 蛋白尿の有無で層別した降圧薬服用状況〔FKR研究（未発表の内容）〕
ACE；アンジオテンシン変換酵素
ARB；アンジオテンシンⅡ受容体拮抗薬

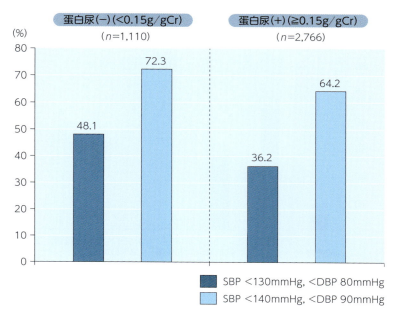

図6 ● 蛋白尿の有無と降圧管理目標達成率〔FKR研究（未発表の内容）〕
SBP；収縮期血圧，DBP；拡張期血圧

てとらえられるべきであろう。しかしながら，腎硬化症の診断は多くの場合，臨床診断に委ねられており，病態・成因において未解明の点がいまだ多く残されている。腎硬化症と強い関連性を示す動脈硬化症がCKD患者の長期的な予後に重大な影響を与える可能性は高く，CKD進展抑制のみならず全身的合併症の発症予防を目標とした適切な治療管理を実現することが，CKD患者の予後改善において重要である。

●文献

1) 日本透析医学会統計調査委員会（編）：図説　わが国の慢性透析療法の現況 2016年12月31日現在．日本透析医学会，2017.

2) Fogo A, Breyer JA, Smith MC, et al:Accuracy of the diagnosis of hypertensive nephrosclerosis in African Americans:a report from the African American Study of Kidney Disease (AASK) Trial. AASK Pilot Study Investigators. Kidney Int. 1997;51(1):244-52.

3) Zucchelli P, Zuccalà A:The diagnostic dilemma of hypertensive nephrosclerosis: the nephrologist's view. Am J Kidney Dis. 1993;21(5 Suppl 2):87-91.

4) Miura K, Nagai M, Ohkubo T:Epidemiology of hypertension in Japan:where are we now? Circ J. 2013;77(9):2226-31.

5) GCKD study investigators:Disease burden and risk profile in referred patients with moderate chronic kidney disease: composition of the German Chronic Kidney Disease (GCKD) cohort. Nephrol Dial Transplant. 2015;30(3):441-51.

6) Nakayama M, Sato T, Sato H, et al:Different clinical outcomes for cardiovascular events and mortality in chronic kidney disease according to underlying renal disease:the Gonryo study. Clin Exp Nephrol. 2010;14(4):333-9.

7) Fukuoka Kidney disease Registry (FKR) Study Collaboration Group:The Fukuoka Kidney disease Registry (FKR) Study:design and methods. Clin Exp Nephrol. 2017;21(3):465-73.

8) 日本腎臓学会（編）：CKD診療ガイド2012．東京医学社，2012.

9) Imai E, Horio M, Yamagata K, et al:Slower decline of glomerular filtration rate in the Japanese general population:a longitudinal 10-year follow-up study. Hypertens Res. 2008;31(3):433-41.

10) Kasiske BL:Relationship between vascular disease and age-

associated changes in the human kidney. Kidney Int. 1987;31(5): 1153-9.

11) Levey AS, de Jong PE, Coresh J, et al:The definition, classification, and prognosis of chronic kidney disease:a KDIGO Controversies Conference report. Kidney Int. 2011;80(1):17-28.

12) Chronic Kidney Disease Prognosis Consortium:Age and association of kidney measures with mortality and end-stage renal disease. JAMA. 2012;308(22):2349-60.

13) Lyon CJ, Law RE, Hsueh WA:Minireview:adiposity, inflammation, and atherogenesis. Endocrinology. 2003;144(6):2195-200.

14) Yiannikouris F, Gupte M, Putnam K, et al:Adipocyte deficiency of angiotensinogen prevents obesity-induced hypertension in male mice. Hypertension. 2012;60(6):1524-30.

15) African American Study of Kidney Disease and Hypertension Study Group:Effect of blood pressure lowering and antihypertensive drug class on progression of hypertensive kidney disease:results from the AASK trial. JAMA. 2002;288(19):2421-31.

16) Klag MJ, Whelton PK, Randall BL, et al:Blood pressure and end-stage renal disease in men. N Engl J Med. 1996;334(1):13-8.

17) Tozawa M, Iseki K, Iseki C, et al:Blood pressure predicts risk of developing end-stage renal disease in men and women. Hypertension. 2003;41(6):1341-5.

18) Hsu CY, McCulloch CE, Darbinian J, et al:Elevated blood pressure and risk of end-stage renal disease in subjects without baseline kidney disease. Arch Intern Med. 2005;165(8):923-8.

19) Genovese G, Friedman DJ, Ross MD, et al:Association of trypanolytic ApoL1 variants with kidney disease in African Americans. Science. 2010;329(5993):841-5.

20) Scolari F, Izzi C, Ghiggeri GM:Uromodulin:from monogenic to multifactorial diseases. Nephrol Dial Transplant. 2015;30(8):1250-6.

21) Liu M, Li Y, Citterio L, et al:A functional common polymorphism of the ABCB1 gene is associated with chronic kidney disease and hypertension in Chinese. Am J Hypertens. 2013;26(12):1428-36.

22) African American Study of Kidney Disease and Hypertension Collaborative Research Group:Long-term effects of renin-angiotensin system-blocking therapy and a low blood pressure goal on progression of hypertensive chronic kidney disease in African Americans. Arch Intern Med. 2008;168(8):832-9.

23) AASK Collaborative Research Group:Intensive blood-pressure control in hypertensive chronic kidney disease. N Engl J Med. 2010;363(10):918-29.

2 腎硬化症の診断

佐藤 博

腎硬化症とは

　腎硬化症とは，高血圧の持続によって起こる腎臓の血管病変，およびそれに伴う腎実質の硬化・線維化を包含する病態の総称であり，従来，比較的緩徐な経過をたどる良性腎硬化症と，急速な腎機能低下を呈する悪性腎硬化症に分類されている。我々が日常的に高頻度で遭遇するのは前者の良性腎硬化症であり，本項では主として良性腎硬化症を念頭にその診断の要点を述べていくが，臨床的に重要度の高い悪性高血圧についても解説を加える。

腎硬化症の臨床的診断フローチャート

　腎硬化症の診断にあたっては，腎生検により病理組織学的に確定診断を得ることが理想的であるが，多くの症例では蛋白尿，血尿などの尿異常が軽微であり，なおかつ長期間にわたる高血圧病歴などから，実際には腎生検を施行されないまま「腎硬化症の可能性が高い」という臨床的な判断のもとに診療されていることが多い。また，それ以外でも様々な医学的理由や社会的背景により腎生検の実施が困難な場合があり，最終的には除外診断的な位置づけになっていることも少なくない。このような状況は日本のみにとどまるものではなく，欧米においても，尿所見が正常ないしは軽微な異常にとどまる腎機能障害例で，なおかつほかの腎疾患の可能性が否定できる場合には，それをもって「腎硬化症」という臨床的診断を下している

のが一般的な対応になっている[1]。

　ただし，その臨床的診断に関する基準は明文化されておらず，症例ごとに各担当医が自らの基準で判断しているケースも少なくないと思われる。そのような状況をふまえて，2012年から2014年にかけて厚生労働科学研究費補助金事業により進められた「糖尿病性腎症ならびに腎硬化症の診断水準向上と重症化防止にむけた調査・研究」において，高血圧性腎硬化症の臨床的診断フローチャート（図1），および病理学的定義（表1）が作成された[2)～4)]。このフローチャートと定義を用いることにより，高血圧の罹病歴や高血圧性眼底所見に加えて，腎萎縮の有無・程度や腎輪郭などの形態像を含む

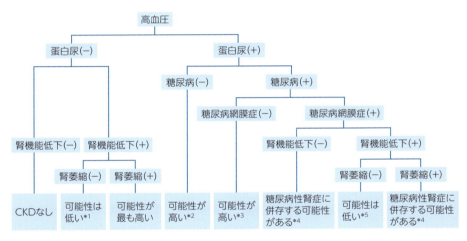

図1 ● 高血圧性腎硬化症の臨床的診断フローチャート

補足1：高血圧罹病期間や高血圧性眼底所見も参考にする。
補足2：高血圧性腎硬化症では検尿異常を認めることが少ないが，高度蛋白尿を呈することもある。
補足3：腎機能低下は，eGFR（推算糸球体濾過量）60mL/min/1.73m² 未満を目安とする。
補足4：腎萎縮は，エコー検査やCT検査などの画像診断により，皮質の菲薄化，表面凹凸，エコー輝度の上昇などを参考に判断する。
*1 他の腎疾患の可能性が高いが，高血圧性腎硬化症も否定できない。
*2 他の非糖尿病性腎疾患が併存する可能性がある。
*3 他の非糖尿病性腎疾患が併存する可能性があり，糖尿病性腎症も否定できない。
*4 糖尿病性腎症の可能性が高いが，高血圧性腎硬化症を含む非糖尿病性腎疾患が併存する可能性がある。
*5 糖尿病性腎症の可能性が最も高いが，高血圧性腎硬化症を含む非糖尿病性腎疾患も否定できない。

（文献4より引用）

表1 ● 腎生検時の臨床的背景

高血圧性腎硬化症は，高血圧を主体とする病理学的所見を呈し，臨床的ならびに病理学的に他の疾患を除外できるものをいう。

注1： 高血圧基準値は診察室血圧値が140/90mmHg以上とする。
注2： 腎病理所見では，特徴的な光学顕微鏡的所見として，全節性硬化，細動脈硝子化，動脈硬化〔小動脈以上（小葉間動脈，弓状動脈）の血管内膜肥厚〕，間質線維化・尿細管萎縮を認める。
注3： 病理学的所見が得られない場合は，高血圧性腎硬化症の臨床的診断フローチャートを参考にする。
注4： 高血圧罹病期間や高血圧性眼底所見も参考にする。
注5： 診断に苦慮する場合は，専門医に相談することを推奨する。
注6： 高血圧を伴わない場合でも，加齢や虚血により腎硬化症を呈することがある。 　　　　　　　　　　　　　　　　（文献4をもとに作成）

各種臨床所見を確認しながら，高血圧性腎硬化症の臨床的な診断が可能になる。

　以下，臨床的・病理学的な特徴を中心に，良性腎硬化症と悪性腎硬化症にわけて診断の要点を述べていく。

良性腎硬化症の診断

　良性腎硬化症の臨床的特徴として，①高齢者に多い，②病歴上，尿異常や腎機能障害が指摘される以前から高血圧を指摘されている，③心電図異常，頸動脈硬化，脈波伝播速度（pulse wave velocity）や足関節/上腕血圧比（ankle brachial index）など各種心血管系検査の異常が認められることが多い，④眼底に高血圧性変化が認められる，⑤尿蛋白は陰性であるか認めても軽度（通常は1g/day未満）であり，血尿も認めないことが多い，⑥尿沈渣所見も軽い，⑦腎超音波検査やCT検査で両腎表面の凹凸不整が認められることが多い，⑧進行すると両腎サイズの萎縮や，超音波検査で腎実質エコー輝度の上昇が認められる，⑨腎機能障害の進行は緩徐，⑩原発性糸球体疾患や，腎硬化症以外の二次性腎疾患を示

唆する臨床所見に乏しい，等々が挙げられる。

　ただし，良性腎硬化症であっても，1日1g以上の蛋白尿，ある
いはネフローゼ領域の高度蛋白尿を示す症例が報告されている[5)6)]。
そのような例では，ある程度以上の糸球体硬化に伴って，その代償
機序として残存糸球体が形態的に肥大するとともに機能的にも糸球
体高血圧・過剰濾過を呈していることが想定され，その結果，悪循
環が亢進して腎機能障害がさらに進行していくことが懸念される[7)]。

　なお，このように尿蛋白が多い例，あるいは血尿を伴う症例で
は，腎硬化症以外の糸球体疾患の可能性についても考慮する必要が
ある。また，尿所見が軽い例においても，尿細管間質性腎炎や薬剤
性・中毒性尿細管疾患などとの鑑別が紛らわしい場合があり，その
ような際には腎生検による腎組織所見の確認が有用になる。

　良性腎硬化症の光学顕微鏡的所見としては，長期間にわたる高
血圧の持続によって小葉間動脈から細動脈レベルの血管に生じる
内膜肥厚・硝子様変化が特徴的であり（図2），経過とともに血管内
腔の狭窄・狭小化が生じる。輸入細動脈の内腔狭窄が進行すると
糸球体は虚血によって虚脱し（図3），やがては完全糸球体硬化に
至る。その過程の中で，虚血に伴って糸球体基底膜の蛇行性変化
（wrinkling）や係蹄の萎縮が認められるほか，拡張したボウマン腔
内に線維成分の増生がみられるようになる（図4）。また，一部の糸
球体は，糸球体内圧の上昇と関連して糸球体径がしばしば拡大し，
毛細管腔の肥大と硝子様物質の貯留を伴いながら，やがて巣状分節
性硬化，さらには全節性糸球体硬化へと移行していく（図5）。尿細
管・間質系も，虚血により尿細管上皮の萎縮・消失と間質の線維化
をきたす。

　なお，糸球体の免疫染色は基本的に陰性であり，電子顕微鏡検
査でも糸球体基底膜の蛇行性肥厚以外には特徴的な所見が認めら
れない。

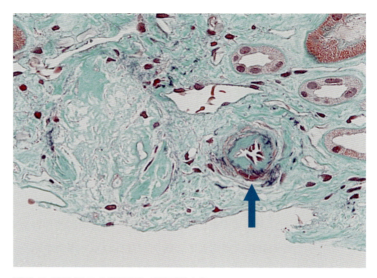

図2 ● 細動脈の内膜肥厚，硝子様変化
矢印の位置で変化がみられる。左側には全節性硬化に至った糸球体が認められる（Elastica-Masson染色）。

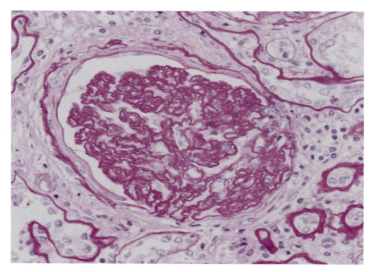

図3 ● 虚血により虚脱した糸球体
糸球体基底膜の蛇行性変化（wrinkling），係蹄の萎縮が認められる（PAS染色）。

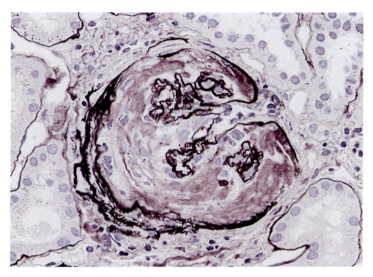

図4 ● 進行した係蹄の萎縮
係蹄の萎縮が進行すると，拡張したボウマン腔内に線維成分や硝子様物質の貯留が認められるようになる (PAM染色)。

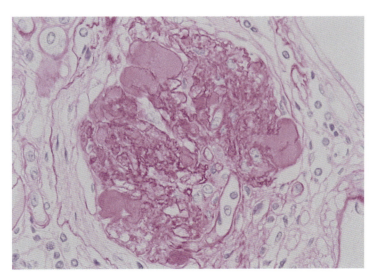

図5 ● 硝子様沈着物を伴う糸球体
硝子様沈着物を伴いながら，巣状分節性硬化・全節性糸球体硬化へ進行する糸球体も認められる (PAS染色)。

悪性腎硬化症の診断

　拡張期血圧が130mmHg以上に及ぶような重症の高血圧が持続する場合に起こる。交感神経系やレニン・アンジオテンシン系（RAS）の活性化などと関連して血管内皮障害が急速に悪化し，全身的に様々な症状が出現する。従来は，眼底に乳頭浮腫が認められる「悪性高血圧」と，出血や軟性白斑などの滲出性病変が認められる「加速型高血圧」を区別する考え方が主流であったが，実際には臓器障害の進行や予後において両者の間に明確な差が認められないことから，現在では両者を併せた「加速型─悪性高血圧」という呼称が一般的になっている。また，安定していた時期から連続的に病状が変化し，ある時期を境に特殊なフェーズに移行した病態ととらえることが可能なことから「悪性相高血圧（malignant phase hypertension）」という用語が用いられることもある。

　多くの症例では，特に発症初期において急激な血圧上昇により圧利尿が亢進して体重が減少することが多い。さらに典型例では，視力障害に加えて，急速な腎機能障害，心不全の悪化など複数の臓器障害が進行して，放置すると生命の維持が脅かされる病態に陥る。最近の降圧療法の進歩により以前よりは頻度が減少しているが，それでも高血圧全体の1～2％を占めるとされている。

　臨床的な特徴は，①管理困難な重症高血圧，②急速に進行する腎機能障害，③尿蛋白は少ないこともあるが，1日1g以上，あるいは時としてネフローゼ領域の高度蛋白尿を示す，④尿沈渣上，赤血球，白血球，各種円柱が認められる，⑤頭痛，めまい，悪心，嘔吐，視力低下などの全身症状，⑥眼底検査で乳頭浮腫や軟性白斑・網膜出血を伴う高度の高血圧性変化（Keith-Wagener分類，Ⅳ度），⑦心不全の急速な進行，⑧重症例では痙攣・意識障害などの中枢神経症状を生じる，⑨細動脈病変に伴って赤血球の機械的

な破壊（破砕赤血球の出現）や溶血性貧血を生じる，⑩血漿レニン活性，血清アルドステロン濃度の上昇，⑪腎機能低下にもかかわらず初期には血清カリウム値は低下傾向を示すことが多い，等々になる。

　以上の特徴的な臨床像および検査所見から，多くの場合は必ずしも腎生検による確定診断によらずとも，臨床的な診断のもとに治療を進めることが可能である。また，実際の臨床現場における判断としても，血圧の管理が十分に行われていない状況では，腎生検の実施自体が困難な場合が多い。

　ただし，急速進行性糸球体腎炎や各種膠原病など，類似する疾患との鑑別が必要な場合もある。血圧がコントロールされる状況であれば，腎生検により腎の組織学的所見を確認しておくことは，単に診断確定の意味のみならず，予後判定の上でも有用である。

　腎生検を行った場合に得られる特徴的所見として，主として細動脈レベルの血管から中小動脈（小葉間動脈）にかけて認められるフィブリノイド（フィブリン様物質）壊死と，浮腫状のonion-skin様内膜肥厚（図6）が挙げられる。極期の糸球体では，内皮細胞の脱落，フィブリンや血小板凝集などの血栓性微小血管症の像が認められる。これらの変化は，物理的要因としての圧負荷と，神経・体液性因子な負荷，さらには血液凝固系の機序などが絡み合って生じるとされている。

腎硬化症の診断に関わる最近の考え方

　腎硬化症の腎生検組織標本と臨床像を詳細に検討したMarcantoni，Fogoらの報告によれば，高血圧に起因する糸球体硬化には，高血圧の重症度だけでなく，人種や遺伝子学的背景，あるいは自動調節能を含む血行力学的因子や内分泌代謝機能，内在する免疫系の

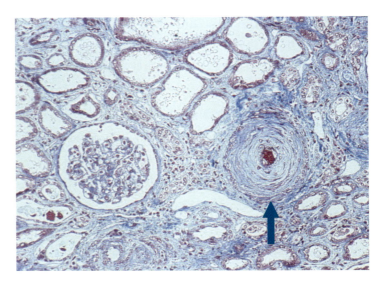

図6 ● 細動脈などにみられるonion-skin様内膜肥厚
細動脈レベルの血管から中小動脈（小葉間動脈）にかけて浮腫状の内膜肥厚（onion-skin）が認められ（矢印），内腔は完全閉塞に陥っている（Azan-Mallory染色）。

異常，さらには出生時体重やネフロン数の影響など，多くの原因が複雑に絡んで発症・進展する可能性が指摘されている[8)～10)]。

また，「高血圧性腎硬化症」という用語の意味づけがあいまいであることから，その定義を改めて見直すべきとする意見が提唱されている[11)12)]。少なくとも，アフリカ系米国人に好発する「糸球体硬化を伴う腎硬化症」と，細動脈硬化に続発する「虚血性腎症」はわけてとらえるべきとする考え方であり，前者においては，APOL1変異に代表されるような患者個人の遺伝子変異あるいは遺伝子多型に関連して腎硬化症が生じることが想定されている[13)]。

近年は「高血圧性腎硬化症」という名称の代わりに「gene-based glomerulosclerosis」と「arteriolar nephrosclerosis」の2種類にわけて疾患概念を整理していくべきとする主張もある[12)]。今後の腎硬化症診断にあたっては，これらの動向もふまえつつ，遺伝学

的な背景等々も念頭に置きながら症例をみていく必要があるものと
思われる。

●文献

1) Szwed JJ:Urinalysis and clinical renal disease. Am J Med Technol. 1980;46(10):720-5.

2) 厚生労働科学研究費補助金〔難治性疾患等克服研究事業〈難治性疾患等実用化研究事業(腎疾患実用化研究事業)〉〕糖尿病性腎症ならびに腎硬化症の診療水準向上と重症化防止にむけた調査・研究(研究代表者 和田隆志). 平成24-26年度総合研究報告書. 2015.

3) 和田隆志, 湯澤由紀夫(監修), 佐藤 博, 鈴木芳樹, 北村博司(編):糖尿病性腎症と高血圧性腎硬化症の病理診断への手引き. 東京医学社. 2015.

4) 古市賢吾, 和田隆志:腎硬化症の定義, 臨床と病理. 日腎会誌. 2016; 58(2):80-84.

5) Mujais SK, Emmanouel DS, Kasinath BS, et al:Marked proteinuria in hypertensive nephrosclerosis. Am J Nephrol. 1985;5(3):190-5.

6) Innes A, Johnston PA, Morgan AG, et al:Clinical features of benign hypertensive nephrosclerosis at time of renal biopsy. Q J Med. 1993;86(4):271-5.

7) Vikse BE, Aasarød K, Bostad L, et al:Clinical prognostic factors in biopsy-proven benign nephrosclerosis. Nephrol Dial Transplant. 2003;18(3):517-23.

8) Fogo AB:Mechanisms in nephrosclerosis and hypertension-beyond hemodynamics. J Nephrol. 2001;14(Suppl 4):S63-S69.

9) Marcantoni C, Ma LJ, Federspiel C, et al:Hypertensive nephrosclerosis in African Americans versus Caucasians. Kidney Int. 2002;62(1):172-80.

10) Marcantoni C, Fogo AB:A perspective on arterionephrosclerosis:

from pathology to potential pathogenesis. J Nephrol. 2007;20(5): 518-24.

11) Meyrier A:Nephrosclerosis:a term in quest of a disease. Nephron. 2015;129(4):276-82.

12) Freedman BI, Cohen AH:Hypertension-attributed nephropathy: what's in a name? Nat Rev Nephrol. 2016;12(1):27-36.

13) Genovese G, Friedman DJ, Ross MD, et al:Association of trypanolytic ApoL1 variants with kidney disease in African Americans. Science. 2010;329(5993):841-5.

3 高齢社会における腎硬化症の臨床レジストリー

横山 仁, 杉山 斉, 佐藤 博

症例登録（レジストリー）による臨床病理診断の解析

　腎硬化症は加齢および高血圧と密接に関連することは古くから知られるところであり，日本をはじめとした「高齢社会」において動脈硬化性疾患の増加は喫緊の課題となっている。本項では，腎硬化症の臨床疫学的研究をもとに，現在の腎疾患診療における腎硬化症の位置づけをあらためて確認するとともに，2007年より日本腎臓学会が大学病院医療情報ネットワーク（University Hospital Medical Information Network；UMIN）を活用して開始した腎生検症例登録［Japan Renal Biopsy Registry；J-RBR（腎生検レジストリー）］と，これを基礎に2009年よりネフローゼ症候群，急速進行性腎炎症候群，多発性囊胞腎等を含んだ非腎生検例や将来の二次研究を想定した慢性腎臓病・慢性腎不全，糖尿病性腎症，急性腎障害（AKI）あるいはバイオマーカー検体も登録可能とした腎臓病総合レジストリー（Japan Kidney Disease Registry；J-KDR）に登録された33,960件のうち，高血圧性腎硬化症として登録された1,283件の臨床病理診断解析結果について述べる。

腎硬化症の背景因子：日本での高血圧と腎硬化症の頻度

　厚生労働省の「平成28年国民健康・栄養調査」によると，収縮期

血圧140mmHg以上の高血圧の頻度は2016年時点において20歳以上の男性34.6%，女性24.8%と経年的には年々減少傾向を示している[1]。しかし，NIPPON DATA 2010による調査結果などから，わが国における高血圧有病者数は約4,300万人（男性2,300万人，女性2,000万人）と推算されている[2)3)]。また，高血圧の頻度は，年齢が進むほどに上昇することが知られており，2015年の調査では，40歳代までは男性で全人口の30%以下，女性で20%以下の頻度に対して，男性の場合，50歳代以後にその頻度が30%以上となり，女性でも60歳以後は30～40%が高血圧を伴っている[4]。

　一方，加齢あるいは高血圧に起因する臓器障害としての腎硬化症について，尿所見異常を伴わない腎機能低下例［eGFR（推算糸球体濾過量）＜60mL/min/1.73m^2]と定義した場合，国民健康保険・特定健診受診者データを対象とした熊本大学グループによる延べ79,570名（40～74歳）の健診データの解析において，40歳代では1～2%であった腎硬化症の頻度が，年齢が進むとともに急激に増加し，70～74歳の年齢層では17.6%に達していた[5]。また，経年的な検討では，毎年0.4～0.5%が新規に腎硬化症を発症していることが見出された。このように，疫学的には腎硬化症の頻度は40歳代では1～2%程度であり，加齢とともにその頻度が増加して70歳以上の年齢層では15%以上に及ぶと推測されるが，組織学的な検討による腎硬化症の疫学研究はいまだ少ない。

日本およびアジア人における腎硬化症による末期腎不全の動向

　日本透析医学会の「図説 わが国の慢性透析療法の現況」によれば，透析導入患者の背景疾患は，2016年の場合，糖尿病性腎症43.2%，慢性糸球体腎炎16.6%についで，腎硬化症が14.2%となって

おり，腎不全に至る主要疾患となっている[6]。このうち，糖尿病性腎症の頻度は2009年をピークに低下傾向があり，慢性糸球体腎炎は頻度・絶対数ともに明らかな減少を示しているのに対して，この20年以上にわたって腎硬化症は少しずつながらも確実に増加している。また，2016年末における累積患者数の統計においても，腎硬化症は，糖尿病性腎症38.8％，慢性糸球体腎炎28.8％につぐ第3位（9.9％）の地位を占めている。

さらに，透析導入患者の平均年齢が高いのも腎硬化症の特徴のひとつである。同じく2015年の統計によれば，糖尿病性腎症の導入時平均年齢67.3歳，慢性糸球体腎炎68.8歳に対し，腎硬化症は75.3歳という高齢に達している。この数値は，すべての疾患別統計の中でも第1位の高年齢になっている。

同様に韓国においても，2015年に末期腎不全で腎代替療法に導入された12,865例の内訳は，糖尿病性腎症48.4％，高血圧性腎硬化症が20.2％，慢性糸球体腎炎8.5％であり，特に65歳以上の高齢者では，高血圧性腎硬化症は21％とその頻度は増加している[7]。

腎生検レジストリーに占める腎硬化症の頻度と高齢者における特徴

腎生検患者を母集団とした場合の腎硬化症の頻度について，J–RBR／J–KDRの成績[8]~[10]のうち，腎組織像が確認されているJ–RBRの資料をもとに，2007年から2016年の腎生検数に占める腎硬化症の割合をまとめた結果を表1に示した。年ごとに多少の変動があるものの，日本においては，腎生検中の腎硬化症の頻度は大体1.3～5.0％程度で推移していた。

また，2007年から2011年までの期間に腎生検が施行された65歳以上の高齢者および超高齢者（80歳以上）症例についての分析結

表1 ● 腎生検数 (J-RBR) に占める腎硬化症の割合

年	J-RBR 登録数	高血圧性腎硬化症の割合
2007〜2008	2,397	3.8%
2009	3,464	3.7%
2010	4,201	3.8%
2011	3,662	4.2%
2012	4,101	5.0%
2013	3,723	4.8%
2014	3,522	3.2%
2015	3,858	1.3%
2016	3,500	1.3%
計	32,428	3.3%

J-RBRの「病理診断1：病因診断」で「高血圧性腎硬化症」と診断された数値をもとに算出。

果をみると，病因分類では，高齢においてIgA腎症を除く原発性疾患（34.5%），ANCA陽性腎炎（11.7%），糖尿病性腎症（7.7%），高血圧性腎症（6.2%），アミロイド腎（3.9%）の比率が高く，IgA腎症（10.5%）およびループス腎炎（1.6%）の比率は低かった。臨床的には，非高齢成人と比較して尿蛋白・クレアチニン比（g/gCr）と収縮期血圧が高かった。さらに，超高齢者409例（2.8%。うち男206例，50.4%）のうち腎生検実施277例（67.7%）の臨床診断は，ネフローゼ症候群164例（41.1%），RPGN71例（17.3%），慢性腎炎症候群58例（14.1%），高血圧に伴う腎障害29例（7.1%）であった。

このうち，高血圧性腎硬化症と診断された高齢者96症例では，70%強にあたる69症例が「慢性腎炎症候群」という臨床診断のもとに腎生検が行われていた[9]。臨床的に腎硬化症ではなく，「腎炎」

が疑われたからこそ腎生検が行われたというselection biasの影響も加味されなくてはならないが，腎硬化症の中には，ある程度以上の蛋白尿を伴う慢性腎炎的臨床像を呈する症例が相当数含まれていることに注意する必要性が指摘されている。

高齢者を含む日本の腎硬化症レジストリーの臨床病理的解析

1) J-KDR登録例 (2007～2016年) の解析

2007年より2016年6月までにJ-KDRに登録された33,960例中，尿蛋白および腎機能が解析可能であった31,409例のうち臨床診断および病理診断において「高血圧性腎硬化症」と診断された1,283例 (4.1%) の解析結果の要点を以下に示す。

①性別による比較

男性は882例 (5.2%)，女性401例 (2.8%) と男性で頻度が高く，その年齢分布をみるといずれの年齢層でも男性の登録数が多く，60歳代をピークとしていた (図1)。年齢層別の登録に対する「高血圧性腎硬化症」の割合をみると，男女ともに40歳代以後にそれぞれの年齢層で占める頻度が増加し，男性では50歳以後の7%前後，女性では5～6%が「高血圧性腎硬化症」と診断されていた (図2)。

②臨床病理学的診断コホートによる比較

この高血圧性腎硬化症の臨床病理学的診断コホートでも，先の解析と同様に腎生検時の臨床診断は，高血圧に伴う腎障害316例 (24.9%) ならびに高血圧に伴う腎障害と他の臨床診断との組み合わせ180例 (14.2%) として登録されたものは全体の約40%にとどまり，570例 (45%) が慢性腎炎症候群と臨床診断されていた。

実際の臨床所見を病理学的に腎硬化症のみと診断された1,035

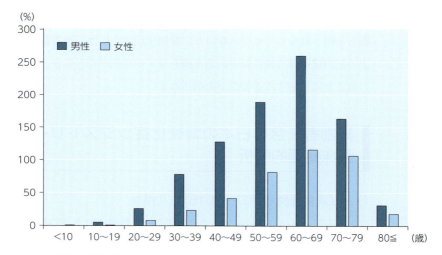

図1 ● 腎生検登録(2007〜2016年)における高血圧性腎症(性別・年齢層別)

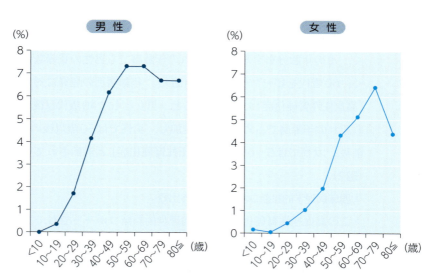

図2 ● 腎生検登録(2007〜2016年)における高血圧性腎症(性別登録率)
年齢別にみた腎硬化症の腎生検総数に対する登録率の推移を示す。

例（男性712例，女性323例）についてみると，検尿所見の蛋白尿定性では，（−）が168例（16.2％），（＋／−）が109例（10.5％），（1＋）が214例（20.7％），（2＋）が330例（31.9％），（3＋）が181例（17.5％），（4＋）が33例（3.2％）と，1＋以上の陽性例が70％以上であった。さらに，これを定量化したCGA分類尿蛋白（A）ステージでは，A1が183例（17.7％），A2が265例（25.6％），A3が587例（56.7％）であった。一方，尿潜血についても，（−）が484例（46.8％），（＋／−）が179例（17.3％），（1＋）が128例（12.4％），（2＋）が147例（14.2％），（3＋）が97例（9.4％）と，1＋以上の陽性例が約1/3に認められた。このように蛋白尿および尿潜血を伴うことより臨床的に慢性腎炎症候群として腎生検を実施されたことが示唆される。

さらに，eGFRに基づくCGA分類腎機能（G）ステージでみると，G1が49例（4.8％），G2が212例（20.5％），G3aが247例（23.9％），G3bが267例（25.8％），G4が158例（15.3％）およびG5が100例（9.7％）と幅広く分布し，G3bより進行していたものが約半数であった。

③CGA分類によるリスク評価

腎機能障害の進行性をCGA分類のリスク評価でみると，腎機能および蛋白尿を反映して高血圧性腎硬化症の57.4％が高リスクであるとともに，いずれの年齢層においてもこの比率が42.9～100％と高リスク例が多数であった（**表2**）。

実際，病理診断で巣状分節性硬化病変を示すものが80例（6.2％）に認められた。これは，1990年代にBohleらが提唱した臨床的には高度の蛋白尿と進行性の腎障害を伴い病理学的には巣状分節性硬化を示す「代償不全型良性腎硬化症」の概念に相当する1群であろうと考えられる[11]。

表2 ● 腎硬化症の年齢層別におけるCKDリスク分類評価

	年齢（歳）	<10	10～19	20～29	30～39	40～49	50～59	60～69	70～79	80≦	合計
リスク(N)	green	0	1	0	2	8	13	18	6	2	50
	yellow	0	1	7	11	20	53	53	25	0	170
	orange	0	2	7	8	48	85	108	63	5	326
	red	1	3	22	81	94	120	196	174	44	735
	小計	1	7	36	102	170	271	375	268	51	1,281
リスク(%)	green	0.0	14.3	0.0	2.0	4.7	4.8	4.8	2.2	3.9	3.9
	yellow	0.0	14.3	19.4	10.8	11.8	19.6	14.1	9.3	0.0	13.3
	orange	0.0	28.6	19.4	7.8	28.2	31.4	28.8	23.5	9.8	25.4
	red	100.0	42.9	61.1	79.4	55.3	44.3	52.3	64.9	86.3	57.4
	小計	100.0	100.0	100.0	100.0	100.0	100.0	100.0	100.0	100.0	100.0

greenからredになるにつれ，CKDのリスクは高まる。
※ 各数値は四捨五入されているため，小計が100にならないケースもある。

2) 埼玉医科大学腎硬化症コホートの報告[12]

このコホート研究では心血管合併症の評価を目的に，1995年4月から2003年12月までに腎生検を実施した1,024例より，臨床病理組織学的データに基づき腎硬化症と確認された35例（男性19例，女性16例）を検討している。その基本的臨床所見は，平均年齢54.8 ± 12.7歳（33～72歳），血清クレアチニン1.27 ± 0.97mg/dL，尿蛋白量1.04 ± 1.09g/24hr，収縮期血圧139 ± 20mmHg，拡張期血圧84 ± 15mmHgであった。全例で検尿異常（蛋白尿あるいは血尿）を認め，14例（40%）は中程度～高度（＞1g/24hr）の蛋白尿を示し，17例（48%）は顕微鏡的血尿を伴っており，15例（42%）では，eGFRが60mL/min/1.73m^{2}以下であった。高血圧については，18例は降圧療法を受けており，他10例は高血圧症と診断されていた。

追跡調査期間中に1例のESRD（末期腎不全）を認めた。また，7例で致命的でないCVD（心血管疾患），2例で致死的なCVDが発症した。カプラン－マイヤー分析による危険因子の推定では，eGFR＜60mL/min/1.73m^2，収縮期血圧＞130mmHgと蛋白尿＞1g/gCrが有意であり，多変量解析ではeGFRが最も強い要因〔相対危険度（RR）＝1.931，$P = 0.014$〕であった。

このように腎生検を施行した症例では，いずれも検尿あるいは腎機能異常を伴っており，特に中程度～高度蛋白尿（＞1g/24hr）が40%に認められている。

腎硬化症レジストリーの活用と今後の展望

腎硬化症には，高血圧の重症度のみならず，*APOL1*遺伝子変異に示される人種や遺伝学的背景，あるいは自動調節能を含む血行力学的因子や内分泌代謝機能，内在する免疫異常，さらには生下時体

重やネフロン数の影響など，多くの原因が複雑に絡んでいる可能性がある。Freedmanらもその総説の中で，高血圧性腎硬化症という名称を使用する代わりに「gene-based glomerulosclerosis」と「arteriolar nephrosclerosis」の2種類に分けて疾患概念を整理していくことの必要性を示している[13]。

　日本において，この10年ほどの間に腎臓病に関する疫学的研究が急速な展開を遂げて，実態が解明されてきた[14]～[17]。一方，高血圧治療等の進歩にもかかわらず，「高齢社会」をも反映して腎硬化症は臨床病理学的にも，末期腎不全の原因疾患あるいは心血管疾患の基礎疾患としての重要性が，これまで以上に高まっている。

　今後，適切な診断とともにその背景因子を考慮した個別（テイラーメイド）の降圧目標の設定，降圧薬の種類・用量の選択，あるいは腎硬化症の発症・進展に関わる因子・背景の検索，さらには腎機能障害の進展を予防するための方策などの解決すべき問題が残されている。

　いずれにしても，今後の進行性腎障害の診療にあたって，わが国においても遺伝学的な背景も念頭に置きながら「腎硬化症」の臨床診療・疫学研究を進める必要があり，これまでの知見をもとに臨床病理学的データを正確に登録する前向き調査等の臨床疫学的研究の重要性がさらに増していくものと考えられる。

● 文 献

1) 厚生労働省（編）: 平成28年国民健康・栄養調査結果の概要. p19, 2017.
[https://www.mhlw.go.jp/file/04-Houdouhappyou-10904750-Kenkoukyoku-Gantaisakukenkouzoushinka/kekkagaiyou_7.pdf]

2) Miura K, Nagai M, Ohkubo T: Epidemiology of hypertension in Japan: where are we now? Circ J. 2013; 77(9): 2226-31.

3) 日本高血圧学会高血圧治療ガイドライン作成委員会（編）: 高血圧治療ガイ

ドライン2014. ライフサイエンス出版, p7-14, 2014.

4) 厚生労働統計協会（編）：国民衛生の動向 2017/2018. 厚生の指標. 2017; 64(Suppl9)：456.

5) Shiraishi N, Kitamura K, Kohda Y, et al:Prevalence and risk factor analysis of nephrosclerosis and ischemic nephropathy in the Japanese general population. Clin Exp Nephrol. 2014;18(3):461-8.

6) 日本透析医学会統計調査委員会（編）：図説　わが国の慢性透析療法の現況 2016年12月31日現在. 日本透析医学会, 2017.

7) Jin DC, Yun SR, Lee SW, et al:Current characteristics of dialysis therapy in Korea:2015 registry data focusing on elderly patients. Kidney Res Clin Pract. 2016;35(4):204-11.

8) Committee for Standardization of Renal Pathological Diagnosis and Working Group for Renal Biopsy Database, Japanese Society of Nephrology, Tokyo, Japan:Japan Renal Biopsy Registry:the first nationwide, web-based, and prospective registry system of renal biopsies in Japan. Clin Exp Nephrol. 2011;15(4):493-503.

9) Committee for the Standardization of Renal Pathological Diagnosis and for Renal Biopsy and Disease Registry of the Japanese Society of Nephrology, and the Progressive Renal Disease Research of the Ministry of Health, Labour and Welfare of Japan:Renal disease in the elderly and the very elderly Japanese:analysis of the Japan Renal Biopsy Registry (J-RBR). Clin Exp Nephrol. 2012;16(6):903-20.

10) Committee for Standardization of Renal Pathological Diagnosis; Committee for Kidney Disease Registry;Japanese Society of Nephrology:Japan Renal Biopsy Registry and Japan Kidney Disease Registry:Committee Report for 2009 and 2010. Clin Exp Nephrol. 2013;17(2):155-73.

11) Wehrmann M, Bohle A:The long-term prognosis of benign

nephrosclerosis accompanied by focal glomerulosclerosis and renal cortical interstitial fibrosis, designated so-called decompensated benign nephrosclerosis by Fahr, Bohle and Ratscheck. Pathol Res Pract. 1998;194(8):571-6.

12) Suzuki H, Kobayashi K, Ishida Y, et al:Patients with biopsy-proven nephrosclerosis and moderately impaired renal function have a higher risk for cardiovascular disease:15 years' experience in a single, kidney disease center. Ther Adv Cardiovasc Dis. 2015;9(3):77-86.

13) Freedman BI, Cohen AH:Hypertension-attributed nephropathy: what's in a name? Nat Rev Nephrol. 2016;12(1):27-36.

14) Imai E, Matsuo S, Makino H, et al:Chronic Kidney Disease Japan Cohort study:baseline characteristics and factors associated with causative diseases and renal function. Clin Exp Nephrol. 2010;14(6):558-70.

15) Nakayama M, Sato T, Miyazaki M, et al:Increased risk of cardiovascular events and mortality among non-diabetic chronic kidney disease patients with hypertensive nephropathy: the Gonryo study. Hypertens Res. 2011;34(10):1106-10.

16) Yamamoto T, Nakayama M, Miyazaki M, et al:Relationship between low blood pressure and renal/cardiovascular outcomes in Japanese patients with chronic kidney disease under nephrologist care:the Gonryo study. Clin Exp Nephrol. 2015;19(5):878-86.

17) Inaguma D, Imai E, Takeuchi A, et al:Risk factors for CKD progression in Japanese patients:findings from the Chronic Kidney Disease Japan Cohort (CKD-JAC) study. Clin Exp Nephrol. 2017;21(3):446-56.

4 腎硬化症の分子機序

佐藤 稔, 柏原直樹

単一ではない腎硬化症の分子機序

　腎硬化症の病理学的特徴としては，腎内中小血管の動脈硬化と細動脈硝子化，硬化糸球体数の増加と残存糸球体の肥大，尿細管数減少と萎縮，間質の細胞浸潤と線維化が挙げられる。これらの変化は加齢とともに進展するが，高血圧症は加齢によるこれら変化を加速させる（良性腎硬化症）。この腎硬化症の病理変化を引き起こす分子機序は単一ではなく，様々な要因が複雑に絡まり形成されている（図1）。

　ここでは，良性腎硬化症の腎障害進展機序の分子機序を解説する。

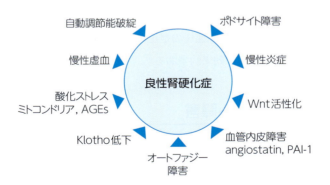

図1 ● 腎硬化症の分子機序

血管自動調節能破綻

　加齢により微小血管の動脈硬化性変化は種々の要因により進行する。動脈硬化が進行すると，血管の内圧上昇に対する自動調節能が低下する。腎機能の主体である糸球体濾過量（GFR）は糸球体内圧により規定されている。糸球体前血管には，全身血圧変化に糸球体内圧が影響されず，常に一定に維持するための自動調節機能があり，内圧はほぼ50mmHgに維持されている。この自動調節能が破綻すると糸球体内圧は上昇し（糸球体高血圧），同時に糸球体過剰濾過となる[1]。糸球体高血圧の持続は，NADPH oxidaseの活性化を介し，糸球体内酸化ストレスの増大を生じ[2]，次第に糸球体構築変化をもたらし，糸球体硬化へと至る。加齢腎では輸入細動脈に動脈硬化性変化が生じ，輸入細動脈の自動調節能は低下し，輸入細動脈が拡張していることが容易に想像できる。さらに，加齢により食塩感受性は増加しているため，高齢者では容易に血圧上昇し，糸球体高血圧を起こしやすい状態にある。レニン・アンジオテンシン系（RAS）の活性化は輸出入細動脈に存在するアンジオテンシンⅡ受容体を刺激し，輸入細動脈血管抵抗増強に働き，糸球体血圧を上昇させる。糸球体高血圧の是正には，輸出細動脈の拡張作用を有するRAS阻害薬が効果的である[3]。

ポドサイト障害

　何らかの原因によりポドサイト〔糸球体上皮細胞（足細胞）〕が糸球体基底膜から脱落もしくは消失すると，周囲の残存ポドサイトが細胞肥大により脱落部分の糸球体基底膜を覆い代償する。しかし，脱落するポドサイト数が多くなってくると，代償機転は破綻し，ボウマン囊上皮細胞がその部分を覆い癒着が形成され，糸球体硬化を

きたす。ポドサイト減少の原因としては，ポドサイトのアポトーシス，ポドサイトの糸球体基底膜からの脱落，ポドサイトにおける増殖能の欠落が挙げられる。ポドサイト数の減少が糸球体硬化を引き起こすことは，TGF-βトランスジェニックマウスやネフローゼ症候群・糸球体硬化症モデル動物において認められている。ポドサイトにアポトーシスを誘導する因子として，アンジオテンシンⅡ，Notchシグナリング，p38 mitogen-activated protein kinaseの活性化，トランスフォーミング増殖因子 (TGF)-β1 の関与が知られている[4]。腎硬化症の硬化糸球体数の増加には，ポドサイト障害が大きく関わっている。

慢性虚血

糸球体の下流には傍尿細管毛細血管 (peritubular capillary；PTC) 網が形成されている。糸球体血流の低下はPTC血流の低下をもたらし，尿細管間質領域の低酸素状態を惹起する。Fineらにより，この低酸素状態が尿細管間質障害の共通したメカニズムであるとする慢性虚血尿細管障害説が提唱されている[5]。アンジオテンシンⅡは輸出入細動脈を収縮させ糸球体血流を低下させ，PTC血流を低下させる[6]。したがって，腎内RAS活性化は糸球体血圧を上昇させるだけでなく，同時に下流の間質血流を減少させ，間質虚血の原因となりうる。加齢ラット腎組織においても，老化の進行に伴いPTC血流の減少と，間質組織低酸素領域の拡大を認めている。アンジオテンシン変換酵素 (ACE) 阻害薬やアンジオテンシンⅡ受容体拮抗薬 (ARB) は，尿細管間質における線維化抑制効果を有しており，加齢に伴う腎線維化の抑制効果も期待できる[7]。RAS抑制薬は慢性間質虚血を軽減し，腎硬化症進展を抑制しうる薬剤であろう。

通常，　尿細管上皮細胞は血管内皮細胞増殖因子（vascular endothelial growth factor；VEGF）を産生し，PTCの血管構築の維持，障害時の修復機転としての血管新生に関与している。長期的な慢性虚血に対しては，尿細管はVEGF産生を増加させ，毛細血管網を再構成し，血流の血流の維持に働く。加齢腎では，尿細管上皮におけるVEGF産生が，特に髄質部で低下する。また加齢腎の障害尿細管上皮では，ミトコンドリアの形態異常（小型化）が認められる。ミトコンドリアが虚血センサーとして機能することも示唆されており，尿細管上皮細胞のミトコンドリア障害がVEGF産生低下に関与する[8]。微小循環系機能低下は加齢による臓器機能低下をまねく。微小循環の改善が腎硬化症の発症遅延にも有効であると思われる。

慢性炎症

　近年の老化研究では，慢性炎症が老化や生活習慣病の進行に深く関係していることが明らかとなってきた。Inflammaging（炎症性老化）という概念が提唱され，加齢を炎症として捉えられるようになった[9]。Inflammagingは軽度の，制御された，無症候性かつ持続性または慢性の応答であり，急性炎症とは大きく異なる。骨粗鬆症，関節炎，心臓病，高血圧，癌，アルツハイマー病，白内障，2型糖尿病などの老化に関連する加齢性疾患は，炎症性の病態を伴っており，加齢進行下でInflammagingを引き起こす。加齢腎も炎症と関連することが示されている。腎臓病患者では，炎症および血管内皮機能障害と特に関連の強いバイオマーカーの血清レベルが有意に上昇していることが明らかにされ，一酸化窒素（NO）の代謝産物，エンドセリン-1，E-セレクチン，細胞間接着分子（ICAM）-1，血管細胞接着分子（VCAM）-1，インターロイキン（IL）-6，腫瘍壊

死因子（TNF）-αの血清レベルが，健常人（対照）と比較して有意に高いことが示されている。

酸化ストレス：ミトコンドリア

現在，高齢者の疾患病態の多くを占める動脈硬化症，パーキンソン病などの変性脳疾患，または高齢者の筋肉の退行性変化で重要な役割を果たしていると考えられているのが活性酸素による酸化ストレスである。酸化ストレスは老化を促進する重要な危険因子であるのみでなく，糸球体腎炎や尿細管間質性炎症など，腎障害進展過程においても増悪因子として働く。老化で重要な役割を果たしているのが，ミトコンドリア由来のスーパーオキサイド，およびその代謝産物のヒドロキシラジカルである。

ミトコンドリアで発生した活性酸素はまず，ミトコンドリア自身の遺伝子を障害することから，細胞のエネルギー代謝などミトコンドリア機能が低下し，筋組織では筋力低下などの様々な臓器の機能低下をもたらす[10]。実際に，Mn-SOD（マンガン―スーパーオキシドディスムターゼ）の欠損により加齢に伴って出現する老年性疾患を高頻度に発症する[11]。また，ミトコンドリアにカタラーゼを過剰発現させたマウスでは，4〜5カ月の寿命の延長が認められる[12]。腎臓においても尿細管はミトコンドリアが豊富な細胞であり，その障害は腎機能へ影響する。加齢腎ではミトコンドリア由来の酸化ストレスの増加，ミトコンドリア機能の低下が認められる[13]。また，Mn-SODのヘテロ遺伝子欠損マウスは，野生型マウスに比較し間質障害の進行が早く，食塩感受性高血圧を発症しやすい[14]。

酸化ストレス：AGEs

　糖は生体の生命維持に不可欠なエネルギー源のひとつである。生体内の糖は種々の物質に糖化修飾をもたらす。特に蛋白質のアミノ基に対する糖化修飾（メイラード反応）の結果生じる終末糖化産物(AGEs)は老化と深く関与している。生体が酸化ストレスにさらされると，糖や脂質からアルデヒド基やカルボニル基を有する物質を生成する。DNAの遺伝情報に従って翻訳された蛋白質は，糖鎖付加やリン酸化などの翻訳後修飾反応を経て，種々の生理作用を担うが，カルボニルストレスにより修飾を受けた蛋白質は，本来の正常機能を果たせなく，老化や病気の発症・進展につながっていくと考えられる。慢性腎臓病（CKD）でも解糖系から産生されるグリオキサール，メチルグリオキサールなどのカルボニル物質が増加し，ペントシジンなどのAGEsが増加している[15]。これは腎でのクリアランスが低下するだけでなく，CKDで増加する尿毒素などによるカルボニル物質の産生亢進も関与している[16]。AGEsは組織に直接沈着すること，あるいはAGEs受容体に結合し，細胞内シグナルを介した線維化や炎症などを惹起させることで臓器障害を引き起こす。AGEsの前駆物質（メチルグリオキサール）の代謝により，AGEsによる細胞毒性を軽減しうるglyoxalase I酵素を過剰発現するラットは，加齢に伴い生じる腎線維化や腎機能の低下を有意に抑制する[17]。

Klotho減少

　*Klotho*遺伝子は分子量約130kDaの一回膜貫通蛋白をコードしており，細胞外ドメインと細胞内ドメインを有する。この*Klotho*遺伝子を欠損したマウスは寿命が8〜10週と短命であるばかりか，

メンケベルグ型動脈硬化，異所性石灰化，骨粗鬆症，成長障害，皮膚萎縮，性腺機能障害等を呈し，老化モデルと認識されている[18]。興味深いことに，*Klotho*遺伝子は主として遠位尿細管で発現しており，腎障害進展に伴いその発現減少も報告されている[19]。*Klotho*遺伝子欠損マウスの表現形質は末期腎不全の病態とも一部重複している。黒尾らは，*Klotho*遺伝子を過剰発現するトランスジェニックマウスを作成し，平均寿命および最大寿命の有意な延長を認めた[20]。

　Klotho蛋白はインスリン／インスリン様成長因子(IGF)–1シグナル伝達系を抑制し，Forkhead転写因子活性化を経て，SODを増加させ，抗酸化作用が発揮されることが示された。Klotho蛋白にはこの抗酸化作用を介した腎障害軽減作用がある。筆者らは，ネフローゼ腎不全マウスや線維化モデルマウスにKlothoを過剰発現させると腎障害を軽減することを明らかにした[21]。Klotho蛋白は，後述するWnt／β–カテニン経路を抑制することにより抗線維化効果も発揮する[22]。腎機能保護を行うことは，Klotho蛋白発現低下を抑制し，腎硬化症抑制の一環となりうると考えられる。

█ 血管内皮障害：angiostatin

　加齢とともに内皮機能は低下する。内皮由来の一酸化窒素は内皮機能に重要な役割を果たす。血管新生調節は，血管新生促進因子と抑制因子のバランスで行われている。筆者らは，加齢腎では血管新生抑制因子であるangiostatinの発現が増加していることを明らかにした[23]。すなわち，加齢による内皮機能の低下による一酸化窒素産生減少が，内皮cathepsin D酵素活性を上昇させ，angiostatin産生増加と傍尿細管毛細血管内皮細胞減少をもたらし，結果として虚血進行による尿細管間質障害を引き起こすことが判明した。したがって，加齢腎の腎機能保護を考える場合，血管内

皮機能維持を考慮した治療戦略が有効と考える。

血管内皮障害：PAI-1

　加齢に伴い血管内皮細胞では，線溶系活性化因子のプラスミノーゲンアクチベーター（PA）よりも，PAを阻害するプラスミノーゲン活性化抑制因子-1（PAI-1）の発現が増加する。PAI-1の分泌増加は，線溶活性の低下をきたし，血栓傾向が増加する。その結果，加齢とともに心筋梗塞や脳梗塞などの血栓性疾患が増加する。PAI-1は，凝固線溶系のみならず，線維化，多発性硬化症など様々な病態への関与が報告されている。腎疾患の病態生理へもPAI-1は関与している[24]。正常な腎臓では PAI-1は検出できず，糸球体硬化モデル動物や多くのヒト糸球体腎炎においてPAI-1の発現が亢進している。PAI-1欠損マウスでは，片側尿管結紮による腎線維化モデルにおいて，線維化の過程が大幅に遅延する。また，抗糸球体基底膜腎炎においても，PAI-1欠損マウスでは，半月体形成の減少とコラーゲン蓄積の軽減が認められる。これらのデータは，PAI-1の阻害によるプラスミン活性化が，細胞外基質の分解を促進し，組織の線維化を抑制する可能性を示唆している。

　PAI-1欠損マウスでは，肺線維症，肝線維症モデルにおいても線維化を軽減することが報告されている。興味深いことに，前述の老化の表現形を示す*Klotho*遺伝子欠損マウスのPAI-1を交配により欠損させると，老化形質が軽減し，寿命が延長することが近年報告された[25]。Huangらは，PAI-1拮抗薬として不活性な変異PAI-1蛋白をThy-1腎炎に投与すると，ECM（細胞外マトリックス）分解が亢進する事実を報告し，PAI-1阻害の腎臓病治療への可能性を提唱している[26]。ただし，変異PAI-1蛋白は治療には使用できないため，PAI-1を阻害する低分子化合物の登場が期待され

ている。現在，数種類のPAI-1インヒビターが開発され，動物実験での有効性が報告されている[27]。

Wnt活性化

　Wnt/β-カテニン経路は，発生・発癌・幹細胞機能維持など多彩な作用を有するシグナル伝達系である。β-カテニン経路は遺伝子発現を介して細胞周期や細胞増殖を制御しているために，構成因子の遺伝子変異やβ-カテニン経路の抑制機構に異常が生じると細胞増殖の制御機構が破綻し，細胞の癌化が進行する。近年，癌領域以外で，老化，代謝，骨軟骨疾患，神経疾患に加え，線維化疾患でのWnt/β-カテニン経路の役割が明らかとなってきた。腎臓においても継続したWntシグナルの活性化は，腎線維化を引き起こし，慢性腎臓病の病期進展に影響を与えている。尿管結紮モデル[22]，アドリアマイシン腎症[28]など，腎線維化を生じるモデルでは，腎のWntシグナルが活性化していることが報告されている。ヒトの腎生検切片を用いた検討でも，ループス腎炎組織でβ-カテニンの増加が間質線維化の程度と相関していたとの報告がある[29]。

　RASはNa・水の保持に重要な体液調節系内分泌因子である。しかし，RASの過剰な活性化は心血管組織において炎症や酸化ストレスを惹起し，線維化，リモデリングを促進する。腎組織 RASの亢進は，末期腎不全への進行過程で共通する病態である腎線維化の進行に関与する[30]。RASとWnt/β-カテニン系に相互作用があることが，近年の研究で明らかとなった。RASの活性化は集合管細胞でβ-カテニンを増加させ，フィブロネクチン，I型コラーゲン産生を増加させる[31]。逆にWnt/β-カテニン活性化はRASを活性化する[32]。レニン，アンジオテンシノーゲン，アンジオテンシン変換酵素などのRASの構成要因は，Wnt/β-カテニンのターゲッ

ト遺伝子であり，それぞれの遺伝子のプロモーター領域にTCF（T細胞因子）/LEF（リンパ系エンハンサー因子）の結合配列が存在し，いずれもWnt刺激にて発現が増加する[32]。すなわち，Wnt/β-カテニン系の活性化抑制は，RASも抑制し，線維化治療には大変有用な治療法であると言える。

オートファジー障害

オートファジーは，近年種々の老化関連疾患の発症に関連する分子機構として着目されている。オートファジーは飢餓時や異常蛋白質，異常オルガネラ（細胞小器官）の蓄積時に最も強く活性化される。オートファジーの活性化時には，細胞質内にオートファゴソームが形成され，細胞質ごと標的分子やオルガネラが隔離され，リソソームへと運搬されたのち，リソソーム酵素により分解される[33]。

オートファジーは大規模な細胞内分解系であり，細胞の恒常性維持に不可欠な役割を果たしている。このオートファジー機能の破綻が腎硬化症にも関与している。糸球体上皮細胞ならびに近位尿細管細胞でオートファジー活性を消失するマウスを作製すると，それぞれ加齢に伴う糸球体障害[34]，尿細管細胞障害[35]の増悪をもたらす。オートファジー機能を破綻させない医学的戦略が腎硬化症の防止に貢献する可能性がある。

今後の展望

ここまで，腎硬化症を進行させる分子機序について解説した。現時点において，臨床導入された腎硬化症に特化した治療法はない。すなわち，進行した腎臓病患者の腎機能を回復させる治療はないのである。このため，複雑な腎硬化症の進展機序を明らかとし，進展

防止のための薬剤の開発が望まれる。

●文 献

1) Brenner BM, Meyer TW, Hostetter TH:Dietary protein intake and the progressive nature of kidney disease: the role of hemodynamically mediated glomerular injury in the pathogenesis of progressive glomerular sclerosis in aging, renal ablation, and intrinsic renal disease. N Engl J Med. 1982;307(11):652-9.

2) Fujimoto S, Satoh M, Horike H, et al:Olmesartan ameliorates progressive glomerular injury in subtotal nephrectomized rats through suppression of superoxide production. Hypertens Res. 2008;31(2):305-13.

3) Anderson S, Brenner BM:Therapeutic benefit of converting-enzyme inhibition in progressive renal disease. Am J Hypertens. 1988;1(4 Pt 2):380S-383S.

4) Chuang PY, He JC:Signaling in regulation of podocyte phenotypes. Nephron Physiol. 2009;111(2):p9-p15.

5) Fine LG, Orphanides C, Norman JT:Progressive renal disease: the chronic hypoxia hypothesis. Kidney Int Suppl. 1998;65:S74-S78.

6) Fujimoto S, Satoh M, Nagasu H, et al:Azelnidipine exerts renoprotective effects by improvement of renal microcirculation in angiotensin II infusion rats. Nephrol Dial Transplant. 2009;24(12):3651-8.

7) Mezzano SA, Ruiz-Ortega M, Egido J:Angiotensin II and renal fibrosis. Hypertension. 2001;38(3 Pt 2):635-8.

8) Satoh M, Fujimoto S, Horike H, et al:Mitochondrial damage-induced impairment of angiogenesis in the aging rat kidney. Lab Invest. 2011;91(2):190-202.

9) Franceschi C, Bonafè M, Valensin S, et al:Inflamm-aging. An evolutionary perspective on immunosenescence. Ann N Y Acad Sci. 2000;908(1):244-54.

10) Finkel T, Holbrook NJ:Oxidants, oxidative stress and the biology of ageing. Nature. 2000;408(6809):239-47.

11) 清水孝彦, 野尻英俊, 内山 智, 他:SODと臓器老化. 分子細胞治療. 2007; 6(7):335-42.

12) Schriner SE, Linford NJ, Martin GM, et al:Extension of murine life span by overexpression of catalase targeted to mitochondria. Science. 2005;308(5730):1909-11.

13) de Cavanagh EM, Piotrkowski B, Basso N, et al:Enalapril and losartan attenuate mitochondrial dysfunction in aged rats. FASEB J. 2003;17(9):1096-8.

14) Rodriguez-Iturbe B, Sepassi L, Quiroz Y, et al:Association of mitochondrial SOD deficiency with salt-sensitive hypertension and accelerated renal senescence. J Appl Physiol. 2007;102(1):255-60.

15) Nakayama K, Nakayama M, Iwabuchi M, et al:Plasma alpha-oxoaldehyde levels in diabetic and nondiabetic chronic kidney disease patients. Am J Nephrol. 2008;28(6):871-8.

16) Weiss MF, Erhard P, Kader-Attia FA, et al:Mechanisms for the formation of glycoxidation products in end-stage renal disease. Kidney Int. 2000;57(6):2571-85.

17) Ikeda Y, Inagi R, Miyata T, et al:Glyoxalase I retards renal senescence. Am J Pathol. 2011;179(6):2810-21.

18) Kuro-o M, Matsumura Y, Aizawa H, et al:Mutation of the mouse klotho gene leads to a syndrome resembling ageing. Nature. 1997;390(6655):45-51.

19) Koh N, Fujimori T, Nishiguchi S, et al:Severely reduced production of klotho in human chronic renal failure kidney. Biochem Biophys Res Commun. 2001;280(4):1015-20.

20) Kurosu H, Yamamoto M, Clark JD, et al:Suppression of aging in mice by the hormone Klotho. Science. 2005;309(5742):1829-33.

21) Haruna Y, Kashihara N, Satoh M, et al:Amelioration of progressive renal injury by genetic manipulation of Klotho gene. Proc Natl Acad Sci U S A. 2007;104(7):2331-6.

22) Satoh M, Nagasu H, Morita Y, et al:Klotho protects against mouse renal fibrosis by inhibiting Wnt signaling. Am J Physiol Renal Physiol. 2012;303(12):F1641-F1651.

23) Satoh M, Kidokoro K, Ozeki M, et al:Angiostatin production increases in response to decreased nitric oxide in aging rat kidney. Lab Invest. 2013;93(3):334-43.

24) Eddy AA, Fogo AB:Plasminogen activator inhibitor-1 in chronic kidney disease:evidence and mechanisms of action. J Am Soc Nephrol. 2006;17(11):2999-3012.

25) Eren M, Boe AE, Murphy SB, et al:PAI-1-regulated extracellular proteolysis governs senescence and survival in Klotho mice. Proc Natl Acad Sci U S A. 2014;111(19):7090-5.

26) Huang Y, Haraguchi M, Lawrence DA, et al:A mutant, noninhibitory plasminogen activator inhibitor type 1 decreases matrix accumulation in experimental glomerulonephritis. J Clin Invest. 2003;112(3):379-88.

27) Ichimura A, Matsumoto S, Suzuki S, et al:A small molecule inhibitor to plasminogen activator inhibitor 1 inhibits macrophage migration. Arterioscler Thromb Vasc Biol. 2013;33(5):935-42.

28) He W, Kang YS, Dai C, et al:Blockade of Wnt/β-catenin signaling

by paricalcitol ameliorates proteinuria and kidney injury. J Am Soc Nephrol. 2011;22(1):90-103.

29) Wang XD, Huang XF, Yan QR, et al:Aberrant activation of the WNT/β-catenin signaling pathway in lupus nephritis. PLoS One. 2014;9(1):e84852.

30) CRIC Study Investigators:The role of renin-angiotensin-aldosterone system genes in the progression of chronic kidney disease:findings from the Chronic Renal Insufficiency Cohort (CRIC) study. Nephrol Dial Transplant. 2015;30(10):1711-8.

31) Cuevas CA, Gonzalez AA, Inestrosa NC, et al:Angiotensin II increases fibronectin and collagen I through the β-catenin-dependent signaling in mouse collecting duct cells. Am J Physiol Renal Physiol. 2015;308(4):F358-F365.

32) Zhou L, Li Y, Hao S, et al:Multiple genes of the renin-angiotensin system are novel targets of Wnt/β-catenin signaling. J Am Soc Nephrol. 2015;26(1):107-20.

33) Mizushima N, Komatsu M:Autophagy:renovation of cells and tissues. Cell. 2011;147(4):728-41.

34) Hartleben B, Gödel M, Meyer-Schwesinger C, et al:Autophagy influences glomerular disease susceptibility and maintains podocyte homeostasis in aging mice. J Clin Invest. 2010;120(4):1084-96.

35) Kimura T, Takabatake Y, Takahashi A, et al:Autophagy protects the proximal tubule from degeneration and acute ischemic injury. J Am Soc Nephrol. 2011;22(5):902-13.

5 腎硬化症の血管病変（早期・進行期）

上杉憲子

難しい血行障害の判定

　腎硬化症とは動脈硬化性病変に基づく血行障害により，糸球体，尿細管の萎縮，間質の増生をきたし，腎が硬化した状態である[1]（図1）。高血圧により生じることが多く，高血圧性腎硬化症と同義語とされてきたが，種々の原因で同様な病変が起こることが判明し，原因は異なっても病変には差がないことより，腎硬化症はより広い概念でとらえられることとなった[1]。

　動脈硬化は，病理学的には単純な形態ではあるが，病変が血行障害を起こしているか否かの判定は案外難しい。組織灌流する血液量は，血管の形態（内腔径，伸縮性，蛇行の程度）とともに血圧や血流量で決定されるため，形態変化だけから血管が支配している末梢組織の障害の確定は難しい。用語の使い方，血管病変重症度の判定などは，現在のところ統一した見解はない。

腎硬化症の同義語，類義語

　腎硬化症には同義語，類義語が多数あり[2]，統一はされていない（表1）。今後，腎臓学会などで統一した見解がでる予定であり，それを参考にしてほしい。

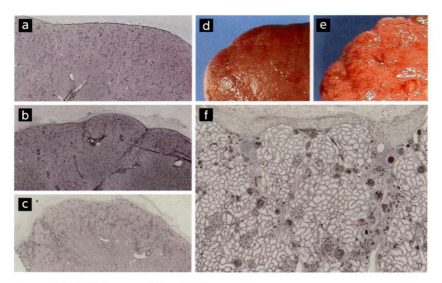

図1 ● 腎摘出標本のルーペ像と肉眼像

a〜cおよびf:ルーペ像（PAM染色），d, e:肉眼像。
腎硬化症のない症例（a）では，腎表面は平滑だが，軽度の高血圧あるいは高齢者では，bやdのようにやや大きな凹凸が生じる。進行すると，さらに凹凸が不整となる（c, e）。cを拡大したfでは，凹部には硬化した糸球体が集簇し，間質には線維化が見られ，周囲の部分はむしろ突出して見える。これが不規則な凹凸をきたす原因となる。表層だけでなく種々の部位に硬化糸球体＋線維化巣が散見される。このような変化は，画像診断で検出されやすい。

表1 ● 腎硬化症の同意語

①nephrosclerosis（腎硬化症）
②arterio-arteriolar nephrosclerosis（細動脈性腎硬化症）
③arterio/arteriolonephrosclerosis（細動脈性腎硬化症）
④hypertensive nephropathy（高血圧性腎症）
⑤hypertensive renovascular disease（高血圧性腎疾患）

腎硬化症の組織学的な分類

腎硬化症の組織学的な分類を表2に示した。

表2 ● 腎硬化症の組織学的な分類

慢性の病態	良性腎硬化症 (benign nephrosclerosis。いわゆる慢性の病態) ①代償性良性腎硬化症 (compensated benign nephrosclerosis) [3] ②非代償性良性腎硬化症 (decompensated benign nephrosclerosis) [3][4]
急性の病態	高度高血圧，高血圧緊急症，急性に発症した高血圧に対する病理所見 [2] ①悪性高血圧 (malignant hypertension) ②悪性腎硬化症 (malignant nephrosclerosis) 　• primary malignant hypertension (原発性悪性高血圧) 　• secondary malignant hypertension (二次性悪性高血圧) ③acceralated hypertension (加速性高血圧)

(文献2〜4をもとに作成)

1) 良性腎硬化症 (benign nephrosclerosis) [3][4]

●代償性腎硬化症

　良性腎硬化症は，慢性的な動脈硬化による腎組織変化である（**図1**）。

●非代償性良性腎硬化症

　良性腎硬化症のうち，悪性腎硬化症ほど急速ではないが，蛋白尿などの尿異常を呈し，しだいに腎機能の低下していく腎硬化症を非代償性腎硬化症と呼称している。Bohrはその病理学的特徴として，皮質の広い間質線維化，巣状硬化病変や細血管の硝子化の増加などを挙げて，代償性良性腎硬化症に比べ，発症年齢が若いと報告した [4]。しかし，血管の組織像そのものは，代償性のものとは変わらないとしている [4]。

　なお，腎機能の低下ということに論点をおけば，本書の「腎硬化症」は，非代償性良性腎硬化症に当たる。

2) 悪性高血圧，悪性腎硬化症，accelerated hypertension

　高度な高血圧を伴い，臨床的に急速な腎機能障害を起こすことが特徴で，病変は，糸球体や細動脈の高度の内皮障害を主体とする。

accelerated hypertensionは，慢性の高血圧あるいは良性腎硬化症，あるいは慢性の腎疾患や移植での慢性抗体関連拒絶などがあった症例が，経過中に高度の高血圧や急速に血圧コントロールが悪くなったときに生じる病態である。

組織所見

1) 正常な腎内の動脈の形態

生検で観察される動脈は弓状動脈，小葉間動脈，輸入／輸出細動脈であるが，輸出細動脈を除き，連続性であり，形態的な鑑別は案外難しい。

これらの動脈は，内膜（内皮細胞−内皮下組織−基底板）内弾性板，中膜（中膜平滑筋，基底膜様物質などの細胞外基質），外弾性板，外膜（結合組織神経，細血管）からなる。皮質の小型の動脈は外膜，外弾性板はなく，末梢の小葉間動脈，輸入／輸出細動脈は内弾性板も不連続，欠如する。組織の詳細は図2を参照して欲しい。

2)（良性）腎硬化症の組織所見（図3）

●血管の形態

①内膜肥厚

平滑筋の特徴を有する筋線維芽細胞の増殖（図3-a）。

線維成分以外の細胞外基質の増加。

弾性板の層状の増加（elastosis。図3-b〜f）。

②中膜肥厚

中膜平滑筋の肥大あるいは増殖，基質の増加（いわゆる壁肥厚）。

中膜平滑筋の配列異常。

③中膜萎縮

中膜平滑筋の萎縮，増殖（図3-e，f）。

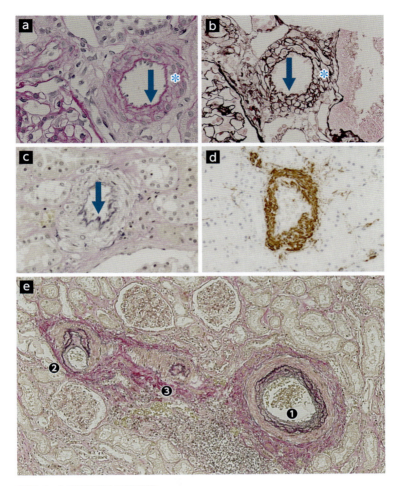

図2 ● 小葉間動脈の組織像

a：PAS染色，b：PAM染色，c：EVG染色，d：cの連続した切片，中膜平滑筋の同定のため，抗α-smooth muscle actin（αSMA）抗体で行った免疫染色，e：EVG染色。

正常な小型の小葉間動脈（a～d）は，内膜は一層の内皮細胞，内皮下組織，基底板（aとbの矢印部位）からなり，中膜との間に内弾性板が介在する（cの矢印部位）。内弾性板は，基底膜と接するあるいは一部癒合して（cの矢印部位），PAM染色では基底板と内弾性板の位置はほぼ一致する（bの矢印部位）。中膜は，平滑筋細胞が密に，管腔を輪状に取り囲むように存在する（d）。中膜平滑筋は，基底膜様物質によって個々の細胞が囲まれている（a, bの＊部位）。細胞の大きさは均質で，細胞間には，少量の結合組織が存在するが，光顕上は，細胞間には物質は介在しないように見える。eでは，❶やや大型の小葉間動脈〔直径（中膜外側～中膜外側）280μm〕，❷中型の小葉間動脈（直径90μm），❸小型の小葉間動脈（直径40μm）が認められる。

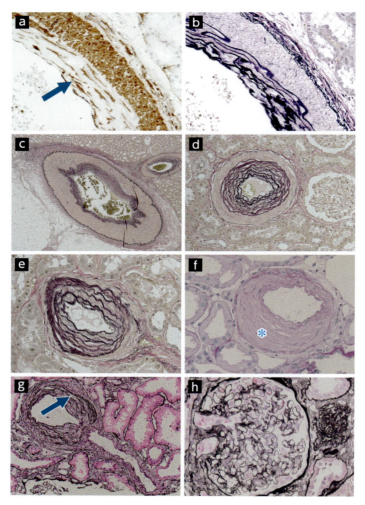

図3 ● 内膜肥厚の形態と糸球体門部の形態

a:抗SMA抗体を用いた免疫染色,b〜e:EVG染色,f:PAS染色,g,h:PAM染色。
aでは,内膜(矢印部位)にもSMA陽性の細胞(筋線維芽細胞)が出現していることが確認できる。また同部位では,bで黒色に染色(Elastica染色)される多重化した弾性線維が確認される(Elastica fibrosis)。cは硬化のほとんどない葉間動脈。dの太い小葉間動脈とeの中型の小葉間動脈では,弾性線維の重層化が見られ,eでは中膜の萎縮が見られる。PAS染色では,内膜(fの*部位)は,弾性線維や膠原線維がはっきりと同定できず,やや均一の物質のように見え,高度な中膜萎縮を伴っている。またPAM染色では,弾性線維は染色されないが,弾性線維周囲にはPAM陽性の基底膜様物質が沈着し,弾性線維様に見えることがある(g)。さらにhでは,輸入細動脈と輸出細動脈が2連銃のように並んでいるところが確認できる。

細胞外基質の増加。

④硝子化(hyaline arteriolosclerosis／arteriolar hyalinosis[5])
(図4)

　PAS陽性の均一な物質が内皮細胞下から中膜にかけて存在する。必ずしも，内皮下から始まるわけではなく，最初に中膜に生じることもある。主に輸入細動脈に存在するが，小型の小葉間動脈，糖尿病の輸出細動脈，糸球体門部周囲の細血管や髄質のvasa recta（直細動脈）にも生じる。糖尿病性腎症では，初期より硝子化が生じ，腎症が進むにつれ増加する。特に初期では，必ずしも内膜の変化と一致はしない。また後述する悪性高血圧症にも類似した組織変化が生じるが，その場合は浮腫状の変化があり，通常の硝子化とは異なると思われる。

⑤polar vasculosis(図4-f)

　糸球体門部周囲に細血管が増加する所見。硝子化を伴うことが多い。進行した糖尿病性腎症で観察されるが，高血圧症などでも観察される。機序は不明であり，糖尿病では頻度は少ないが，腎症の初期より観察される。ただし，進行した糖尿病性腎症でも発現が少ないこともある。

⑥輸出細動脈の拡張や硝子化

　通常，輸出細動脈は輸入細動脈に比べ，細く，平滑筋に乏しいが，糖尿病，肥満などが合併すると輸入細動脈と同じ太さとなり，平滑筋も増加する(図3-h)。糖尿病性腎症で観察されることが多いが[6]，肥満者や高血圧症例でも観察される。

⑦血管の蛇行

⑧病変部位の分布の特殊性：分節性(図3-g，図7)

　後述するように，血管径の太さにより重症度が異なる。また血管病変は分節性であり，同じ臓器内あるいは同一血管でも部位により病変の有無，重症度が異なる。

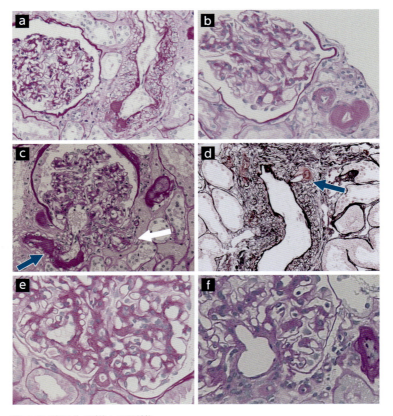

図4 ● 硝子化の様々な形態

a〜cおよびe, f：PAS染色, d：PAM染色。
a：小葉間動脈の硝子化。内皮直下から中膜にかけて存在する。
b：輸入動脈の全周性の硝子化。
c：黒の矢印部位と白の矢印部位は輸出あるいは輸入細動脈の硝子化であるが，いずれが輸入細動脈か鑑別は難しい。
d：PAM染色では，硝子化は薄茶色の均一な物質として観察される。矢印は分岐する輸入細動脈あるいは小葉間動脈の壁である。
e, f：糸球体門部の硝子化。fでは多数の血管が硝子化し，polar vasculosisと呼ばれる。

●血管以外の組織の形態：糸球体 (図5)

①全節性 (球状) 硬化

2つのパターンがあるとされるが，進行すると判別しにくい。

1. 虚血型 (ischemic type)

高度の糸球体基底膜の蛇行肥厚により，基質の増加を呈さず，血管腔が閉塞する。進行すると血管極側に糸球体が引き寄せられ，門部周囲には膠原線維が出現する (図5-b，c)。

2. 閉塞型 (solidified type)

基質が増加し，ボウマン嚢腔内に充満する。しばしば滲出性病変を伴う。非代償性腎硬化症で出現しやすいとされる (図5-a)。

②分節性硬化 [5]

一次性のものとの鑑別は困難。

③滲出性変化

均一な好酸性の物質が係蹄末梢に半球状に貯留している状態。脂質滴を含むことが多い。その本体については特定されていないが，血清からの滲出物と思われている (図5-d)。

④その他

糸球体上皮の数の減少，ボウマン嚢上皮の腫大や増加 (時に半月体様)，ボウマン嚢の線維化などがみられる。

●血管以外の組織の形態：間質

①被膜下の線維化

あるいは頂点を腎盂側におく楔状の線維化が特徴的。

②非特異的所見

間質線維化，尿細管萎縮，尿細管内円柱。PTC (傍尿細管毛細血管) の減少。少量の単核炎症細胞の浸潤。

③コレステロール塞栓

高度の血管障害を有する症例では，明らかな臨床症状がなくともコレステロール塞栓を呈しうる。

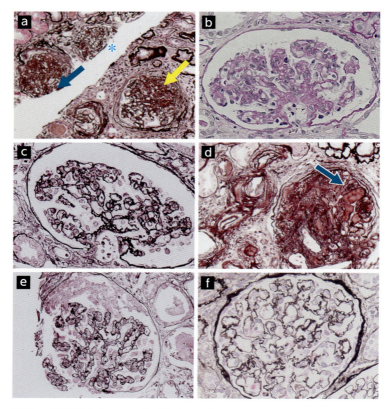

図5 ● 動脈硬化症による糸球体内の形態変化

a, c~f：PAM染色，b：PAS染色。
a：青の矢印部位は，いわゆるsolidified typeの全節性硬化。近傍には分節性硬化（黄の矢印部位），ボウマン嚢も消失し，吸収されかけている糸球体（＊部位）もある。
b, c, e：ischemic type。cはbと同じ糸球体。係蹄が高度虚脱により辺縁が不整となり（蛇行し），内腔が狭窄している。糸球体が門部に引き寄せられている。eでは，時に上皮の増殖が観察される。
d：糸球体は滲出性変化（青の矢印部位）がめだつ。周囲の細動脈にも類似した病変（矢頭）が観察され，内皮細胞には高度の浮腫性の変化や内皮下に浮腫性の変化を認める。悪性高血圧例。
f：悪性高血圧例。時に係蹄が虚脱しているにもかかわらず，内腔が拡張している糸球体も観察される。内皮の腫大，脱落がめだつ。

3) 悪性高血圧，高血圧緊急症，急性に発症した高血圧に対する病理所見（急性）

●血管の形態（急性。図6）

①onion-skin lesion（図6-a，b）

（hyperplastic arteriosclerosis, hyperplastic arteriolitis, endarteritis fibrous proliferative endarteritis, concentric medial smooth muscle cell hypertrophy/hyperplasia）

　基底膜様物質や粘液腫様（mucoid）を呈する滲出物を含んだ疎な細胞外基質，筋線維芽細胞や，細線維が，層状に内膜で増殖し，内腔が狭小化すること。新しい病変では，弾性線維は通常は介在せず，EVG染色では染色されないが，PAM染色やPAS染色では，細線維や基底膜様物質が染色されるためわかりやすい。

②mucoid（myxoid）intimal thickening（change）

　内膜が血漿由来の滲出物により肥厚する（myxomatous change）。通常はHEで染色されないため，透明あるいは薄い好酸性の沈着が見られる（図6-c，d）。

③fibrinoid necrosis

　フィブリンを伴う壊死。破砕赤血球，好中球などの浸潤細胞を伴うことも多い。フィブリンは，HE染色で好酸性（ピンク），MT染色でフクシン陽性（赤），PAS染色で染色されない細線維となる。

④血栓形成

　血栓とは血液由来の成分が血管中で，塊状になったもの。フィブリンなどの血漿成分，赤血球，白血球，血小板，炎症細胞などからなる（図6-e）。免疫複合体由来のものは，「偽血栓」として区別される。

⑤核破砕物や赤血球破砕物の存在

　内腔，内皮下など血管壁内に存在する。

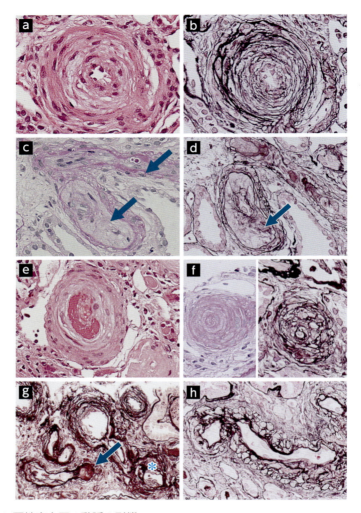

図6 ● 悪性高血圧の動脈の形態

a, e：HE染色, b, d, f（右）, g, h：PAM染色, c, f（左）：PAS染色。

a, b：いわゆるonion-skin lesion像。内膜に新しく生じた筋線維芽細胞, 細胞外基質, 細線維の層状の増殖により内腔が高度狭窄している状態。

c, d：内皮下のmyxomatous change（血性滲出物などが内皮下にたまっている状態）。線維芽細胞などを含む細胞も観察される（矢印部位）。

e：血栓。

f：高度な内腔狭窄。中膜平滑筋の肥大と内膜の変化を認めるが, 中膜と内膜の差がはっきりしない。

g：細動脈の高度の浮腫性の変化。滲出性変化（矢印部位）や内膜の線維性肥厚（＊部位）も観察される。

h：中膜平滑筋の大小不同と配列不整, 内腔の不整を認める。

⑥thrombotic microangiopathy

血栓性微小血管障害症。小血管にmucoid intimal thickening, fibrinoid necrosis, 血栓形成, 核破砕物や赤血球破砕物の形成が起こる。その他, 高度の蛇行や壁肥厚による内腔閉塞も認める。

●糸球体の形態

- 内皮の障害内皮細胞腫大, 内皮下浮腫, 血栓, 破砕赤血球などが係蹄に見られる。TMA（様）病変として認識される。
- メサンギウム融解。
- 高度な係蹄の虚脱, 係蹄腔の閉塞・係蹄内のうっ血。

●間質／尿細管の障害

①高度な虚血障害

尿細管の基底膜の高度の蛇行, 糸球体障害を伴う。

②広い範囲, 重症な障害（図7-f）。

4) 悪性高血圧の慢性変化

●血管の形態

①内膜障害, 内膜の線維性肥厚

早期の場合は, 細胞成分が多いが, 時期がたつと線維成分が多くなり, 通常の腎硬化症による内膜肥厚との鑑別は難しい。

②中膜障害

既往に腎硬化症がない場合は中膜が萎縮がなく, よく保たれている。

●血管以外の形態

①糸球体

慢性TMAの状態, つまり糸球体の二重化, メサンギウムの拡大や分節性硬化などが起こる。

②間質／尿細管（非特異的）

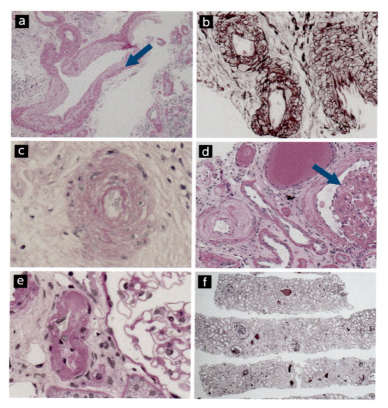

図7 ● 高血圧により腎機能障害をきたした典型例

aおよびc〜e：PAS染色，b, f：PAM染色。
弓状動脈（aの矢印部位）は高度の内膜肥厚がある。ただし，それに続く小葉間動脈（a, b）には壁の肥厚や平滑筋の配列異常はあるが，それほど内膜肥厚は高度ではない。さらに小型の動脈では，高度の壁肥厚（c）や部分的に高度な内膜肥厚（d）を認める。硝子化も高度であり（e），間質障害がめだつ（f）。

疾患による血管病変の差

　疾患による動脈硬化病変の差は少ないが，発生部位や病理形態には多少特徴がある。

1) 高齢者

　太い血管（葉間動脈，弓状動脈），太い小葉間動脈に内膜肥厚が起こりやすい。内膜肥厚が主体。進行すると中膜平滑筋の萎縮が生じる。加齢が進むにつれ，小型血管の内膜肥厚や硝子化が起こる。通常，壁肥厚はない。

2) 高血圧

　加齢性変化に比較して，細い動脈，小型の小葉間動脈に生じることが多い。硝子化の頻度が高く，高度な病変が多い。小動脈の壁の肥厚がめだつ。

3) 糖尿病

- 高血圧を合併しない糖尿病にも起こりうる変化。

　糸球体門部周囲の小血管（輸出細動脈由来とされる）の硝子化。
　輸出細動脈の拡張や硝子化。
　大型（葉間動脈）の中膜平滑筋の消失と線維化。

- 高血圧合併糖尿病の変化。

　上記に加え，高血圧性の動脈病変は高度となり，悪性高血圧様の変化が起こりやすい。

4) その他

　肥満や高尿酸血症は，硝子化が多いとされる。

組織障害をきたす血管障害とそうでない血管障害

　血管の形態変化は，すべてが組織障害に直結するわけはなく，当初は防御的な意味がある。

　血管のremodelingと呼ばれる変化は，慢性的な血圧や血流の変化が刺激となり，内膜や中膜の形態が変化し，血管壁の厚さや血管腔の面積を変え，末梢への血流を保ち，組織障害を最小限にしようとする防御的な意味がある。防御機構を超えた形態変化があると，組織障害を惹起する。一方，外的因子の変化や（血圧の変化，腎血流量の変化）や個人的な差（年齢）によっては同じ血管の形態でも，組織障害性に働くものとそうでないものが生じ，形態のみからの組織障害性の同定は難しい。

早期の障害あるいは組織障害を惹起しにくい変化

1) 中枢側あるいは太い小葉間動脈，弓状動脈の内膜肥 (intimal thickening)

　　特に以下のときは軽症である。
- 片側性。
- 中膜障害がない。中膜萎縮，中膜平滑筋の変性，中膜平滑筋の配列の不整，細胞外基質の増加などがない。
- 内腔の狭窄がない。
- 小血管の変化を伴わない。

2) 小動脈の変化

- 糸球体障害や他の動脈硬化病変を伴わない糖尿病の輸出細動脈の硝子化。
- 分節性，非全周性の硝子化。

高度な組織障害をきたす血管障害 (図7)

1) 急性の内皮細胞障害の合併

- 内皮細胞の腫大，脱落，壊死。
- 内皮下の浮腫性変化。

2) 小型の血管 (輸入細動脈あるいは末梢の小葉間動脈) の障害

- 内腔狭窄。
- 内膜の変化：内皮細胞の腫大，内皮下の浮腫，内膜の線維性肥厚，硝子様変化。
- 中膜の変化：中膜平滑筋の増殖，肥大。
- 小型の血管の病変は，必ずしも上流の血管の障害を伴わない。小葉間動脈の動脈硬化をあまり伴わない高度な輸入細動脈の変化は，原発性の悪性高血圧で見られる。

3) 多数の血管の障害 (特に障害される小血管の数)

4) 太さの異なる血管の障害

重症度の判定のkey point

- 頻度 (何本の血管が障害されているか)。
- 組織学的進行度。
  内膜肥厚度，中膜萎縮の有無，内腔狭窄率，硝子化の程度。
- どの太さの血管が障害されているか。
  輸入細動脈，小型 (末梢) の小葉間動脈，大型の (中枢側) 小葉間動脈，弓状動脈に分けて考える。
- 組織学的に同定される内皮細胞障害の有無 (内皮細胞の腫大，

5
腎硬化症の血管病変 (早期・進行期)

変性，脱落，内皮浮腫）。

- 糸球体や間質障害の範囲，あるいは高度の障害（高度の虚血性変化）の有無。

血管病変の重症度は，血管の形態だけでは鑑別が難しい。中枢側，末梢側の血管の形態を含めての判断，末梢組織の損傷の程度が重症度の指標になるが，腎生検では難しい。また血流の状態は，画像所見などが参考となることを明記したい。

●文献

1) Kumar V, Abbas AK, Aster JC : Robbins and Cotran Pathologic Basis of Disease, 9th edition. Elsevier, p938-40, 2015.

2) Colvin RB, Chang A, Farris AB, et al : Diagnostic Pathology : Kidney Diseases, 2nd edition. Amirsys (published by Nankodo in Japan), p560-89, 2016.

3) Bohle A, Ratschek M : The compensated and the decompensated form of benign nephrosclerosis. Pathol Res Pract. 1982 ; 174(4) : 357-67.

4) Bohle A, Wehrmann M, Greschniok A, et al : Renal morphology in essential hypertension : analysis of 1177 unselected cases. Kidney Int Suppl. 1998 ; 67 : S205-S206.

5) Furuichi K, Yuzawa Y, Shimizu M, et al : Nationwide multicentre kidney biopsy study of Japanese patients with type 2 diabetes. Nephrol Dial Transplant. 2018 ; 33(1) : 138-48.

6) Hill GS, Heudes D, Jacquot C, et al : Morphometric evidence for impairment of renal autoregulation in advanced essential hypertension. Kidney Int. 2006 ; 69(5) : 823-31.

腎硬化症腎生検データベース

古市賢吾

腎生検コホート（臨床背景）

　腎硬化症は，日本における新規透析導入の10％程度を占めており，透析における重要な原疾患のひとつとなっている[1]。また，高齢化を背景に，腎硬化症は腎疾患の進行の一部に深く関わっていることが推測される。さらに腎硬化症症例は，腎障害だけでなく，心血管イベントにも深く関わっていることが示されており[2]，透析または心血管イベントのリスクを評価するために多くの臨床研究が報告され，臨床的なリスク因子の解析が報告されている。一方，腎臓に関する病理所見も有益でありうると考えられるが，十分なデータはない。

　高血圧性腎硬化症は，典型的には臨床症状および疾患経過に基づいて診断されるため，腎硬化症に関する腎生検の研究はわずかしか報告されていない。したがって，高血圧性腎硬化症の腎生検標本は非常に限られている[2)～5)]。

　このような背景のもと，筆者らは厚生労働省およびAMED（日本医療研究開発機構）の支援を受けて，日本全国の高血圧性腎硬化症患者の生検データと臨床データを収集し，検討する機会を得た[6]。収集された症例数は184例である。本研究では，糖尿病性腎症の病理所見と共通のスコアを用いて解析しており，腎硬化症と糖尿病性腎症の違いを比較することが可能である[7)8)]。本コホートで集積された腎硬化症の症例は腎生検時の平均年齢が55.5歳であり，66％が男性であった。血圧は収縮期血圧が139.6mmHgで，拡張期

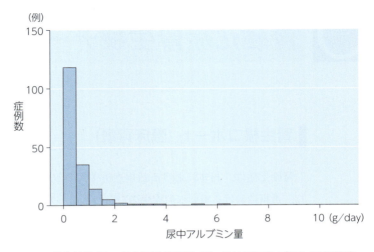

図1 ● 腎生検施行の高血圧性腎硬化症におけるアルブミン尿の程度
(文献6をもとに作成)

血圧は83.9mmHgであり，腎生検時は比較的コントロールされた状況であった．また，興味深いことに平均のBMIが25.3と肥満傾向であった．これらの解析結果は，同様にして集積した糖尿病性腎症の症例群と比較すると血圧が低くBMIが高かった．本コホートは腎生検施行例というバイアスがかかるものであり，比較の際には注意が必要である．腎生検時の血清クレアチニンは1.29mg/dLであり，アルブミン尿の平均は0.69g/dayであった．アルブミン尿の程度は大多数が1g/day未満であり，1g/dayを超える症例は20%未満，3.5g/dayを超える症例は5%未満であった(図1)．本コホートが示すように，腎硬化症の蛋白尿は，1g/day未満の症例が大多数であるが，一部，ネフローゼ症候群レベルの蛋白尿を呈する症例も存在する．このような臨床的背景を有する症例群の病理所見について，以下に詳述する．

腎病理所見評価法

　本解析では，光学顕微鏡所見を中心に解析した。生検標本は，PAS（過ヨウ素酸シッフ）染色，PAM（過ヨウ素酸銀メテナミン）染色，HE（ヘマトキシリン・エオシン）染色，アザン・マロリーまたはマッソン・トリクロームで染色し評価した。糸球体病変は，全節性硬化症，分節性硬化症および糸球体肥大の3病変を評価した。間質病変は，間質性線維症および管状萎縮（interstitial fibrosis and tubular atrophy；IFTA）および間質細胞浸潤の病変を評価した。血管病変は，細動脈硝子化および動脈硬化の病変を評価した。病理所見の各定義は「糖尿病性腎症と高血圧性腎硬化症の病理診断への手引き」に従い評価した[7)9)]。

　各病変の定義の概略は**表1**に，各病変の簡略化したスコアのまとめは，**表2**に示す通りである。

表1 ● 腎病変の定義の概略

全節性硬化症	すべての毛細管が硬化し，毛細血管内腔が検出されず，毛細血管が崩壊している。
分節性糸球体硬化	分節性糸球体硬化症では，糸球体毛細血管の一部が硬化する。
糸球体肥大	生検標本内に直径250μm以上の糸球体が1つ以上存在する。
間質性線維症および管状萎縮症（IFTA）	間質におけるコラーゲンおよび関連分子の蓄積を認める。尿細管萎縮は，尿細管の直径および数の減少を認める。
間質細胞浸潤	尿細管間質領域への炎症性細胞の浸潤を認める。
細動脈硝子化	動脈壁に硝子化病変を認める。
動脈硬化	細動脈または弓状動脈の線維性内膜肥厚を認める。分岐動脈は評価しない。

（文献9をもとに作成）

表2 ● 腎病変の病理スコア

病変部位	病理学的所見の評価項目	score	scoreの定義
糸球体病変	全節性糸球体硬化／虚脱・虚血性糸球体硬化	％	全糸球体数に占める全節性糸球体硬化／虚脱・虚血性糸球体硬化を認める糸球体数の割合
	分節性糸球体硬化	％	全糸球体数に占める分節性糸球体硬化を認める糸球体数の割合
	糸球体肥大	0, 1	250μm以上の糸球体 0（なし），1（あり）
尿細管間質病変	間質線維化・尿細管萎縮（IFTA）	0〜3	0 (no IFTA)，1（<25%）， 2（25〜50%），3（≧50%）
	間質の細胞浸潤	0〜3	0 (no cell infiltration)，1（<25%）， 2（25〜50%），3（≧50%）
血管病変	細動脈硝子化	0〜3	0（硝子化なし） 1（1個以上の細動脈に部分的な硝子化） 2（50%程度の硝子化） 3（50%以上の硝子化または，部分的でも全層性の硝子化）
	動脈硬化	0〜2	0（内膜肥厚なし） 1（内膜肥厚があり内膜／中膜<1） 2（内膜肥厚があり内膜／中膜≧1） 　動脈硬化の評価にはEVG染色を加えることが望ましい

（文献9より引用）

腎硬化症の特徴的な病理所見

1）CKDヒートマップカテゴリーごとの臨床病理学的背景

　184例の症例をCKDヒートマップカテゴリーに分類すると，グリーンおよびイエローは36例，オレンジは57例，レッドは91例であった。平均観察期間は7.3±5.2（中央値6.1，IQR 2.6〜9.7）年であった。腎生検時の全症例のベースライン臨床データを表3に示す。平均年齢は55.5±12.0歳であり，患者の66%は男

表3 ● 腎生検時の臨床的背景

ヒートマップ	グリーンおよび イエロー (n=36)	オレンジ (n=57)	レッド (n=91)	total (n=184)
年齢 (歳)	53.17 ± 12.86	53.60 ± 10.84	57.62 ± 12.18[*1]	55.50 ± 12.04
男性の割合	61%	70%	56%	66%
BMI	26.05 ± 3.56	26.61 ± 9.21	24.22 ± 3.65[*1]	25.31 ± 6.01
収縮期血圧 (mmHg)	142.30 ± 16.22	134.95 ± 16.07	141.65 ± 25.21	139.59 ± 21.18
拡張期血圧 (mmHg)	81.55 ± 9.89	81.58 ± 12.42	86.37 ± 21.08	83.89 ± 16.94
血清Cr (mg/dL)	0.82 ± 0.21	0.94 ± 0.24	1.69 ± 1.03[*2]	1.29 ± 0.84
尿アルブミン (g/day)	0.13 ± 0.08	0.93 ± 3.54	0.76 ± 1.05	0.69 ± 2.13

＊1：P<0.05 オレンジに対して，mean±SD or median，IQR
＊2：P<0.05 グリーンおよびイエロー，およびオレンジに対して

（文献6より引用）

性の解析である。 腎生検時の平均血圧は139.6±21.2/83.9±16.9mmHgであり，比較的コントロールされている。病期の進行しているレッドでは，年齢が有意に高かった。一方，興味深いことに，BMIはオレンジに比べてレッドのほうが低かった。これは，肥満と腎硬化症の進行を考える上で重要な知見と思われる。つまり，むしろ，肥満が軽度の症例のほうが腎硬化症の進行が強い可能性を示している。対照的に，性別，収縮期血圧，拡張期血圧は，群間で有意差を示さなかった。病期の進行と血圧の関連が，本コホートでは示されなかったことは，興味深い所見と思われる。なお，BMI，収縮期血圧および拡張期血圧は，いずれの病理学的因子のスコアとも相関関係がなかった。

本解析で示された病理学的所見を図2, 3に示す. 糸球体肥大, IFTA（間質線維化・尿細管萎縮）, 間質細胞浸潤, 硝子化, 動脈硬化はグリーンおよびイエローからレッドに病期が進行すると病理

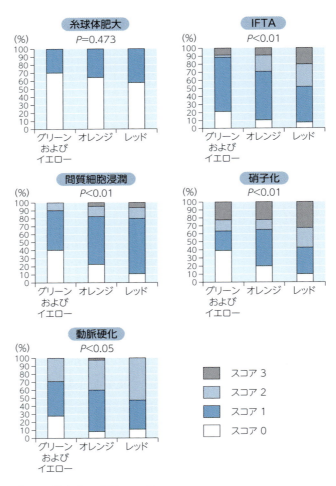

図2 ● 腎病変の病理スコア
*P*は one way ANOVA test にて算出した.

（文献6より引用）

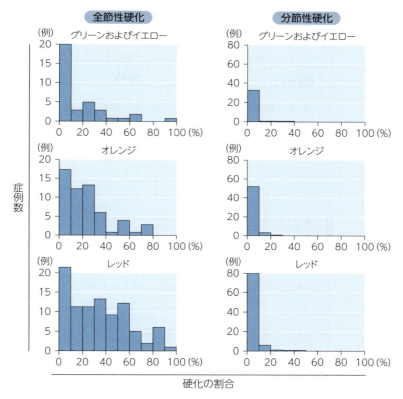

図3 ● 糸球体硬化の分布　　　　　　　　　　　　（文献6より引用）

スコアが悪化した（図2）。また，本解析で注目すべきは，IFTA，間質細胞浸潤，硝子化，動脈硬化といった間質・血管病変は，グリーンおよびイエローというアルブミン尿が少なく，eGFR（推算糸球体濾過量）が保たれた症例でも，既に過半数の症例で病理所見が認められる点である。つまり，アルブミン尿やeGFRといった臨床所見ではとらえられない病理学的変化が既に病初期からみられた点は重要な知見と思われる。

2) 病理所見は予後予測因子となりうるか

腎複合イベントの単変量Cox回帰解析では, 糸球体硬化症, IFTAおよび間質細胞浸潤が統計的に有意な高ハザード比を示した (それぞれ1.18, 1.84, 1.69)。しかし, これらの病理因子のインパクトは, 臨床データおよび投薬状況の調整後には, 統計的有意差が消失した。なお, CKDヒートマップカテゴリーでレッドグループであることが, 今回の解析で唯一の予後予測因子であった(ハザード比9.51)。

糖尿病性腎症との比較

1) 臨床所見の比較

腎硬化症と同様, 糖尿病性腎症も腎生検が施行されることが少ない疾患である。一般に糖尿病症例において, 微量アルブミン尿の出現時期には多くの症例で腎機能が保持されたままである。しかし, その後アルブミン尿が増加するにしたがって腎機能は急激に低下する。このような経過は多くの糖尿病症例にみられる自然経過であり, このような臨床経過を有する糖尿病症例が腎生検されることは, 現状では少ない。比較的アルブミン尿が少ないまま腎機能が低下する腎硬化症とは, 多くの場合異なる臨床経過に見える。最近, このような自然経過を裏づける報告がなされた。糖尿病性腎症例および腎硬化症例の透析導入時期を基準とし, それらの症例が透析導入までにどのようなeGFRおよびアルブミン尿の経過をたどってきたかを示した検討である[10]。

糖尿病性腎症では, 透析導入の数年前からアルブミン尿が急激に増加し, その頃からeGFRの急激な低下を認める(図4)。一方, 腎硬化症の症例では多くの症例で蛋白尿が1g(1,000mg)/gCr未満であるとともに腎機能低下のスピードは10年以上前よりほぼ一定

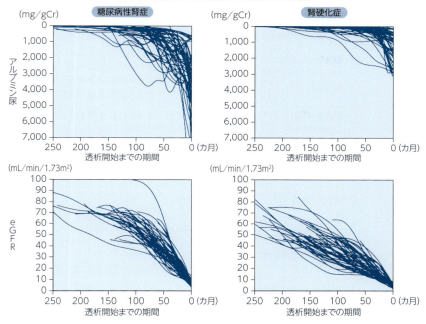

図4 ● 腎不全に至る症例のtrajectory解析 （文献10より改変）

である。また，そのスピードは糖尿病性腎症に比して緩やかである。しかし，注意すべきは，糖尿病性腎症のうち一部の症例はアルブミン尿が1g/gCr未満のまま透析導入されており，腎硬化症の一部の症例では1g/gCrを超える症例があることである。

このように，糖尿病性腎症と腎硬化症の多くの症例は，それぞれ異なる臨床経過を呈するが，一部は相互に重なる臨床経過を呈する症例も存在する。糖尿病性腎症の中に高血圧や喫煙，脂質異常症など多くの因子が血管病変，および糸球体硬化に関与していることが推測される。それらの多くの因子が加わって糖尿病性腎症の多様性を形成している可能性がある。

表4 ● 糖尿病性腎症の病理評価項目

病変部位	病理学的所見の評価項目	score	scoreの定義
糸球体病変（糖尿病性腎症のみ）	びまん性病変（メサンギウム拡大，基質増加）	0〜3	0（メサンギウムの拡大がほとんどない） 1（メサンギウムの拡大≦毛細血管腔） 2（メサンギウムの拡大＝毛細血管腔） 3（メサンギウムの拡大≧毛細血管腔）
	結節性病変（結節性硬化）	0, 1	0（なし），1（あり）全標本中に1箇所でもあれば，ありとする。結節の大きさは問わない
	糸球体基底膜二重化・内皮下腔開大	0〜3	最も所見の強い糸球体における二重化の％（係蹄末梢部分で評価）。0（<10％），1（10〜25％），2（25〜50％），3（≧50％）
	滲出性病変	0, 1	0（なし），1（あり）
	メサンギウム融解・微小血管瘤	0, 1	0（なし），1（あり）
	糸球体門部小血管増生	0, 1	0（なし），1（あり） 全標本中に1箇所でもあれば，ありとする
糸球体病変（糖尿病性腎症，腎硬化症共通）	全節性糸球体硬化／虚脱・虚血性糸球体硬化	％	全糸球体数に占める全節性糸球体硬化／虚脱・虚血性糸球体硬化を認める糸球体数の割合
	分節性糸球体硬化	％	全糸球体数に占める分節性糸球体硬化を認める糸球体数の割合
	糸球体肥大	0, 1	$250\mu m$以上の糸球体　0（なし），1（あり）
尿細管間質病変（糖尿病性腎症，腎硬化症共通）	間質線維化・尿細管萎縮（IFTA）	0〜3	0（no IFTA），1（<25％），2（25〜50％），3（≧50％）
	間質の細胞浸潤	0〜3	0（no cell infiltration），1（<25％），2（25〜50％），3（≧50％）
血管病変（糖尿病性腎症，腎硬化症共通）	細動脈硝子化	0〜3	0（硝子化なし） 1（1個以上の細動脈に部分的な硝子化） 2（50％程度の硝子化） 3（50％以上の硝子化，または部分的でも全層性の硝子化）
	動脈硬化	0〜2	0（内膜肥厚なし） 1（内膜肥厚があり内膜／中膜<1） 2（内膜肥厚があり内膜／中膜≧1） 動脈硬化の評価にはEVG染色を加えることが望ましい

（文献9より引用）

2) 病理的比較

　本解析において，糖尿病性腎症と腎硬化症の病理学的検討を進める中で，興味深い知見を得た。それは，いずれの生検標本においても，アルブミン尿出現やeGFR低下の前から，多くの病理所見が既に出現している点である。特に，腎硬化症で早期から見られる間質の細胞浸潤や線維化，あるいは尿細管の萎縮などといった間質病変や，動脈硬化や血管硝子化といった血管病は，糖尿病性腎症でも早期から認められる（表4）。

　これらの所見は，臨床的背景をそろえても，アルブミン尿が少なくGFR（糸球体濾過量）が保たれている症例群では，糖尿病性腎症と腎硬化症の病理学的所見に差が見られないことが示された。この結果は，糖尿病性腎症のアルブミン尿が少なくGFRが保たれている症例群の病理変化は，高血圧の影響を強く受けている可能性を示すと考えられる。これらの病変が，糖尿病症例の早期の段階から見られる腎病理所見として確認されたことは，今後の病態解析や治療を考える上でも大変重要である。

●文献

1) Hanafusa N, Nakai S, Iseki K, et al:Japanese society for dialysis therapy renal data registry-a window through which we can view the details of Japanese dialysis population. Kidney Int Suppl(2011). 2015;5(1):15-22.

2) AASK Study Group:Cardiovascular outcomes in the African American Study of Kidney Disease and Hypertension (AASK) Trial. Am J Kidney Dis. 2006;48(5):739-51.

3) Vikse BE, Aasarød K, Bostad L, et al:Clinical prognostic factors in biopsy-proven benign nephrosclerosis. Nephrol Dial Transplant. 2003;18(3):517-23.

4) Takebayashi S, Kiyoshi Y, Hisano S, et al:Benign nephrosclerosis: incidence, morphology and prognosis. Clin Nephrol. 2001;55(5): 349-56.

5) Liang S, Le W, Liang D, et al:Clinico-pathological characteristics and outcomes of patients with biopsy-proven hypertensive nephrosclerosis:a retrospective cohort study. BMC Nephrol. 2016;17:42.

6) Research Group of Diabetic Nephropathy and Nephrosclerosis, Ministry of Health, Labour and Welfare of Japan, and Japan Agency for Medical Research and Development:Nationwide multicenter kidney biopsy study of Japanese patients with hypertensive nephrosclerosis. Clin Exp Nephrol. 2018;22(3):629-37.

7) Furuichi K, Yuzawa Y, Shimizu M, et al:Nationwide multicentre kidney biopsy study of Japanese patients with type 2 diabetes. Nephrol Dial Transplant. 2018;33(1):138-48.

8) Research Group of Diabetic Nephropathy, Ministry of Health, Labour and Welfare of Japan, and Japan Agency for Medical Research and Development:Clinicopathological analysis of biopsy-proven diabetic nephropathy based on the Japanese classification of diabetic nephropathy. Clin Exp Nephrol. 2018;22(3):570-82.

9) 和田隆志, 湯澤由紀夫(監修), 佐藤 博, 鈴木芳樹, 北村博司(編):糖尿病性腎症と高血圧性腎硬化症の病理診断への手引き. 東京医学社, 2015.

10) Abe M, Okada K, Maruyama N, et al:Comparison of Clinical Trajectories before Initiation of Renal Replacement Therapy between Diabetic Nephropathy and Nephrosclerosis on the KDIGO Guidelines Heat Map. J Diabetes Res. 2016;2016:5374746.

腎硬化症と肥満関連腎症

川北智英子, 和田 淳

肥満に伴う腎障害の概略

肥満症は慢性腎臓病（chronic kidney disease；CKD）の危険因子であり、肥満症の患者数の増加に比例してCKDの患者数も増加の一途をたどっている。肥満症に合併する腎障害の組織は、肥満そのものが腎障害の原因となるものと、肥満症に合併する高血圧症、糖尿病、脂質異常症、高尿酸血症などの代謝異常に伴う腎障害とに分類される。肥満に伴う腎障害は、肥満関連腎症（obesity-related glomerulopathy；ORG）として提唱されている。病理学的には、糸球体肥大とそれに伴う巣状分節性糸球体硬化症（focal segmental glomerulosclerosis；FSGS）を特徴とする。本項では、ORGについて概説するとともに、ORGと腎硬化症について臨床病理学的特徴を比較する。

肥満症とCKD

1974年に、著明な肥満とネフローゼ症候群レベルの蛋白尿との関連が報告された[1]。以後、ORGの頻度は、欧米、アジアからの報告でも増加の一途をたどっている[2)～4)]。大規模な疫学調査によると、肥満では蛋白尿が出現しやすく、糖尿病を除外しても蛋白尿やCKD発症に対する独立した危険因子である。

米国Kaiser Permanenteデータベースでは、正常BMI（18.5～24.9kg/m^2）と比較して、overweight（25.0～29.9kg/m^2）は

1.87倍, class 1肥満（30.0～34.9kg/m²）は3.57倍, class 2肥満（35.0～39.9kg/m²）は6.12倍, class 3肥満（BMI≧40kg/m²）は7.07倍の末期腎不全のリスクであった[5]。日本においても, BMI≧25kg/m²は蛋白尿の危険因子であり, 女性ではCKDステージ3およびステージ4の危険因子であることが示されている[6]。

肥満関連腎症の臨床像・組織像

大規模な観察研究, 疫学研究において, 肥満患者の4～10%に蛋白尿（蛋白定性で1＋以上もしくはアルブミン／クレアチニン比＞300mg/gCr）を認める[7]～[9]。ネフローゼ症候群レベルの蛋白尿は10～48%にみられるが, 大量の蛋白尿を呈していてもネフローゼ症候群の基準を満たすのは0～6%と低い。このように, ネフローゼ症候群レベルの蛋白尿を認めるにもかかわらず, 低アルブミン血症や浮腫などのネフローゼ症候群をきたしにくいことはORGの特徴である。

ORGの長期経過をみた研究は少ないが, 一般的に蛋白尿は緩徐に進行する。腎不全, 末期腎不全（end-stage renal disease；ESRD）への進展は10～33%と報告されている[3][4][10]。腎生存率については, 原発性FSGSは5年50%, 10年25%に対して, ORGは5年75%, 10年50%であり, 原発性FSGSと比較するとORG関連FSGSの予後は良いとされる[3][4]。

ORGは, 病理学的には糸球体肥大とそれに伴うFSGSを特徴とする（図1）。Kembhamの報告では, ORG患者の糸球体径は226μmであった（コントロールは169μm）[3]。糸球体肥大は, 糸球体過剰濾過, 腎血流増加, 濾過率の増加, 尿細管のナトリウム再吸収増加の結果であると考えられる。

中国におけるORG 90例の検討では, すべての症例で糸球体肥

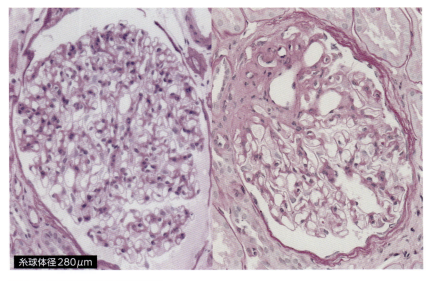

図1 ● 肥満関連腎症の腎組織
糸球体肥大と巣状分節性硬化が認められる (PAS染色)。

大，70％にFSGS病変が認められた[2]。FSGSにはcollapsing, cellular, tip, perihilar, not otherwise specified (NOS) の5つのサブタイプがあるが，ORGはperihilarが一般的であり[3)11)]，これは糸球体過剰濾過を反映していると考えられている。また輸入細動脈径と糸球体係蹄径は増加しており[12]，ポドサイト（糸球体上皮細胞）の密度は低下している[13]。糸球体の体積は増加しているものの，糸球体の密度は減少している[14]。原発性FSGSと肥満関連腎症によるFSGSの臨床病理学的差異について，表1にまとめた[15]。

肥満関連腎症のメカニズム

ORGは，高血圧，糖尿病，脂質異常症，インスリン抵抗性に伴う血行動態の異常，酸化ストレス，脂肪組織由来のアディポカイン

表1 ● ORG関連FSGSと原発性FSGSの臨床病理学的特徴

特 徴	ORG関連FSGS	原発性FSGS
年齢	通常中年であるが，小児や高齢者でもみられる	一般的に小児や若年者
臨床所見	緩徐な蛋白尿の進行	突然のネフローゼ症候群を満たす蛋白尿の出現
蛋白尿と血清アルブミン	52～90%でsub-nephroticな蛋白尿 血清アルブミンは正常	ネフローゼレベルの蛋白尿 低アルブミン血症
ネフローゼ症候群	大量の蛋白尿を呈する患者でも稀（＜5%）	一般的に見られる
臨床経過	原発性FSGSよりも緩徐に進行 腎生存率は5年75%，10年50%	ORG関連FSGSよりも進行は早い 腎生存率は5年50%，10年25%
糸球体肥大	100%	一定ではない（10%程度）
足突起癒合	糸球体表面積の＜50%	糸球体表面積の＞50%

ORG；obesity-related glomerulopathy, FSGS；focal segmental glomerulosclerosis

などの内分泌的変化，炎症性サイトカインが，相互に作用することにより発症していると考えられている[16]。また，最近ではミトコンドリア機能障害の関与にも注目されている（**図2**）。

1) 腎血行動態の変化[15]

　肥満者は非肥満者と比較して，糸球体濾過量が12～61%，腎血漿流量は9～33%増加しており，濾過率（糸球体濾過量/腎血漿流量）は9～29%増加している。糸球体過剰濾過は，輸入細動脈の拡張と近位尿細管でのナトリウム再吸収増加の結果起こると考えられる。肥満では，レニン・アンジオテンシン系（RAS）の活性化がみられるが，アンジオテンシンⅡやアルドステロンは糸球体細動脈，特に輸出細動脈の収縮を起こす。また，アンジオテンシンⅡは近位尿細管でのナトリウム再吸収を促進させる。このようにRASの活

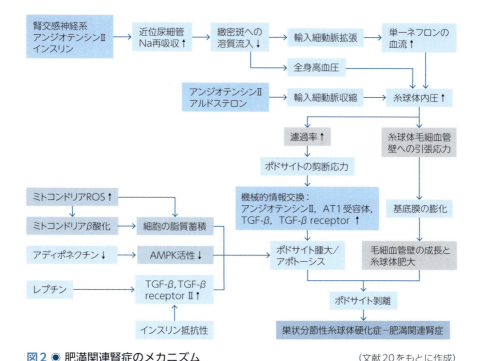

図2 ● 肥満関連腎症のメカニズム　　　（文献20をもとに作成）

性化は高血圧，糸球体過剰濾過の原因となる。また交感神経活性化も肥満ではよくみられ，交感神経活性化はナトリウム保持に働く。糸球体内圧が上昇すると，糸球体毛細血管に全周性・軸方向への糸球体圧がかかるため，糸球体係蹄は拡大し，糸球体肥大が起こる。ボウマン嚢腔への濾過量も増加し，ポドサイトへの剪断応力が生じて最終的にポドサイトは剝離し，全節性の糸球体硬化をまねく。

2) アディポカイン[17]

内臓脂肪組織では，脂肪細胞や浸潤したマクロファージに起因する慢性炎症が起こっている。脂肪組織から分泌されるアディポカインには，TNF-α，IL-6，MCP-1，PAI-1，レジスチン，アディ

ポネクチン，レプチン，バスピンなどがあり，それぞれORGの発症に影響していると考えられている。

レプチンは肥満症患者で増加する。レプチンは活性酸素を増加させることで酸化ストレスを亢進させ，一酸化窒素を不活性化して血管内皮機能を障害し，腎障害をもたらす。またレプチンはphosphoinositide 3-kinase，ERK（細胞外シグナル制御キナーゼ）1/2の活性化を介して，メサンギウム細胞の肥大を引き起こす。さらにレプチンは，TGF-β（transforming growth factor-β）の発現を上昇させ基底膜の肥厚，線維化，糸球体硬化を引き起こす。またレプチンは視床下部のレプチン受容体に結合し，交感神経緊張を高めることによって全身血圧を上昇させ，腎障害を引き起こす。一方，アディポネクチンは，抗炎症作用，抗動脈硬化作用，インスリン感受性改善作用を持つが，肥満患者の血中では減少している。アディポネクチン欠損マウスではポドサイトの足突起癒合を認め，アルブミン尿が増加する。ポドサイトにおけるAMPキナーゼの活性化の低下や酸化ストレスが関与していると考えられる。その他のアディポカインとして，肝臓と脂肪組織から産生されるfetuin-Aは肥満患者の血中で増加し，腎臓での炎症や線維化に関与しているとの報告もある[18]。

3) 脂肪毒性

近年，メタボリックシンドロームにおける脂肪肝など異所性脂肪蓄積とその脂肪毒性が注目されているが，ORGにおいてもポドサイト，メサンギウム細胞，尿細管細胞に脂肪沈着を認める。メサンギウム領域と糸球体毛細血管の間には基底膜が存在しないため，メサンギウム細胞は直接リポ蛋白にさらされる。メサンギウム細胞はLDL受容体を介してコレステロールエステルを，スカベンジャー受容体を介して修飾LDLや長鎖脂肪酸を蓄積し，リポプ

ロテインリパーゼを介してVLDL由来トリグリセライドも蓄積する。その結果泡沫細胞となり，生理的な収縮能が障害され，糸球体係蹄の構造の維持が困難になり，過剰濾過をきたすと考えられる[19]。ポドサイトにもLDL受容体やスカベンジャー受容体が存在しており，異所性脂肪蓄積が起こり，哺乳類ラパマイシン標的蛋白（mammalian target of rapamycin；mTOR）の活性化によってポドサイトのインスリン抵抗性とアポトーシスの亢進，細胞の減少の原因となっていると考えられる。

4) ミトコンドリア機能障害[20]

ミトコンドリア機能障害が，高脂肪食によって誘発された腎臓病変の主な原因であることが示された。これまでの研究では，AMP活性化プロテインキナーゼ（AMP-activated protein kinase；AMPK）活性の低下が，ミトコンドリア機能障害の結果であることが実証されている。アディポネクチン–AMPK経路は，ORGと糖尿病性腎症において，炎症・線維化経路を抑制する。AMPK活性化は，メサンギウム基質の増加を抑制し，TGF-β1，TNF-α，MCP-1などの線維化・炎症マーカーを低下させる。ミトコンドリア機能不全は，ミトコンドリアβ酸化を抑制し，細胞脂質蓄積を起こす活性酸素種（reactive oxygen species；ROS）を生成し，ミトコンドリアROSレベルのさらなる増加をもたらす。脂質はミトコンドリアに損傷を与え，AMPK活性を低下させ，ポドサイト障害を促進する。

▌肥満関連腎症と腎硬化症の比較

肥満は高率に本態性高血圧を合併する。高血圧が長期間持続することにより血管病変が生じ二次的に腎障害を合併し，これを良性腎

硬化症と言う。

　ORGでは，前述したようにネフローゼ症候群をきたしにくい。腎生検で腎硬化症と診断された149例の検討で，平均蛋白尿が0.80g/dayであったとの報告があり[21]，腎硬化症でネフローゼ症候群をきたす症例は稀である。また，腎硬化症の腎予後を観察した研究は少ないが，3年の観察研究で149例中36例（18.6%）が末期腎不全となり，5年および10年の腎生存率がそれぞれ84.5%，48.9%とも報告されている〔腎生検時のeGFR（推算糸球体濾過量）49.6mL/min/1.73m^2〕[21]。ORGでは前述の通り腎生存率は5年75%，10年50%と言われており，腎硬化症，ORGとも他の糸球体疾患と比較して，緩徐に腎機能障害が進行する。

　ORG，良性腎硬化症とも病理学的に確定診断されるが，実際には臨床的に判断され，腎生検を施行されない場合も多い。良性腎硬化症の組織所見は腎臓の小動脈および細動脈レベルでの動脈硬化性病変が主体で，最も典型的なものは糸球体血管極，輸出入細動脈部の硝子様細動脈硬化（hyaline arteriolosclerosis）であり，動脈硬化が高度になると糸球体は虚血・虚脱から硬化し，それに所属する尿細管の萎縮，間質の増加がみられるようになる。高血圧症の基準を満たさないpre-hypertensionの状態でも，腎硬化症の病変をきたすことがあることも報告されている[22]。肥満の高血圧患者では，虚血糸球体を含む中等度〜高度の血管病変を示すため，糸球体肥大が存在しても，ORGよりも腎硬化症と診断されていることも多い[23]。また，肥満症も高血圧症も二次性FSGSの原因となりうる。ORGと腎硬化症の鑑別には腎生検が重要であるが，両者を明確に鑑別することは難しい場合もある。

肥満関連腎症の治療

　ORGの治療においては，肥満症と合併症（高血圧症，耐糖能異常，脂質異常）の改善が重要である。肥満症の改善には，食事療法や運動療法による減量が基本であり，減量による蛋白尿減少効果もメタ解析で示されている[24)~26)]。アンジオテンシン変換酵素阻害薬（angiotensin converting enzyme inhibitor；ACEi）やアンジオテンシンII受容体拮抗薬（angiotensin II receptor blocker；ARB）は30~80%，蛋白尿を減少させることが可能である[3)4)10)]。肥満患者では，非肥満患者と比較して，ACEi/ARBの腎保護効果がより出やすいことも報告されている[27)]。

　また，最近臨床応用されているGLP-1受容体作動薬やSGLT2阻害薬は体重減少効果や糸球体内圧低下により，ORGの治療に有効である可能性を秘めている。最近の研究では，SGLT2阻害薬は糖尿病患者のGFR（糸球体濾過量）を低下させ，腎での過剰濾過を防ぐのに重要な役割を担うと示された[28)]。2014年より，日本においても腹腔鏡下スリーブ胃切除術が条件つき保険適用となり，手術件数は徐々に増加している。肥満症手術は，劇的な体重減少により，血圧・血糖・脂質などの代謝系の改善をもたらし，糸球体過剰濾過の改善，蛋白尿・アルブミン尿の減少効果が示されている[24)25)29)]。

現在の課題と今後の展望

　肥満人口が全世界的に増加するにつれて，今後もORG患者数は増加していくことが予想される。また，腎硬化症も日本透析医学会の統計調査で透析導入の原疾患として増加しており，高齢化が進むにつれさらなる増加が懸念される。ORG，腎硬化症とも病理学的に診断されるが，腎生検を全例に施行するのは困難である。現時点

でそれらの鑑別の一助となるようなORG早期発見のためのバイオマーカーは発見されておらず，また有効な治療薬も乏しいのが実情である。今後さらなる発症機序の解明，創薬ターゲットの発見が望まれる。

●文 献

1) Weisinger JR, Kempson RL, Eldridge FL, et al:The nephrotic syndrome:a complication of massive obesity. Ann Intern Med. 1974;81(4):440-7.

2) Chen HM, Li SJ, Chen HP, et al:Obesity-related glomerulopathy in China:a case series of 90 patients. Am J Kidney Dis. 2008;52(1):58-65.

3) Kambham N, Markowitz GS, Valeri AM, et al:Obesity-related glomerulopathy:an emerging epidemic. Kidney Int. 2001;59(4):1498-509.

4) Praga M, Hernández E, Morales E, et al:Clinical features and long-term outcome of obesity-associated focal segmental glomerulosclerosis. Nephrol Dial Transplant. 2001;16(9):1790-8.

5) Hsu CY, McCulloch CE, Iribarren C, et al:Body mass index and risk for end-stage renal disease. Ann Intern Med. 2006;144(1):21-8.

6) Yamagata K, Ishida K, Sairenchi T, et al:Risk factors for chronic kidney disease in a community-based population:a 10-year follow-up study. Kidney Int. 2007;71(2):159-66.

7) Hashimoto Y, Tanaka M, Okada H, et al:Metabolically healthy obesity and risk of incident CKD. Clin J Am Soc Nephrol. 2015;10(4):578-83.

8) Lin WY, Pi-Sunyer FX, Liu CS, et al:Central obesity and albuminuria:both cross-sectional and longitudinal studies in Chinese. PLoS One.

2012;7(12):e47960.

9) Pehlivan E, Ozen G, Taskapan H, et al:Identifying the determinants of microalbuminuria in obese patients in primary care units:the effects of blood pressure, random plasma glucose and other risk factors. J Endocrinol Invest. 2016;39(1):73-82.

10) Tsuboi N, Koike K, Hirano K, et al:Clinical features and long-term renal outcomes of Japanese patients with obesity-related glomerulopathy. Clin Exp Nephrol. 2013;17(3):379-85.

11) D'Agati VD, Fogo AB, Bruijn JA, et al:Pathologic classification of focal segmental glomerulosclerosis:a working proposal. Am J Kidney Dis. 2004;43(2):368-82.

12) Chagnac A, Weinstein T, Korzets A, et al:Glomerular hemodynamics in severe obesity. Am J Physiol Renal Physiol. 2000;278(5):F817-F822.

13) Chen HM, Liu ZH, Zeng CH, et al:Podocyte lesions in patients with obesity-related glomerulopathy. Am J Kidney Dis. 2006;48(5):772-9.

14) Tsuboi N, Utsunomiya Y, Kanzaki G, et al:Low glomerular density with glomerulomegaly in obesity-related glomerulopathy. Clin J Am Soc Nephrol. 2012;7(5):735-41.

15) D'Agati VD, Chagnac A, de Vries AP, et al:Obesity-related glomerulopathy:clinical and pathologic characteristics and pathogenesis. Nat Rev Nephrol. 2016;12(8):453-71.

16) Macumber IR:Improving kidney disease in obese adolescents:a surgical approach. Kidney Int. 2017;91(2):279-81.

17) Briffa JF, McAinch AJ, Poronnik P, et al:Adipokines as a link between obesity and chronic kidney disease. Am J Physiol Renal Physiol. 2013;305(12):F1629-F1636.

18) Ix JH, Sharma K:Mechanisms linking obesity, chronic kidney disease, and fatty liver disease:the roles of fetuin-A, adiponectin, and AMPK. J Am Soc Nephrol. 2010;21(3):406-12.

19) de Vries AP, Ruggenenti P, Ruan XZ, et al:Fatty kidney:emerging role of ectopic lipid in obesity-related renal disease. Lancet Diabetes Endocrinol. 2014;2(5):417-26.

20) Xu T, Sheng Z, Yao L:Obesity-related glomerulopathy:pathogenesis, pathologic, clinical characteristics and treatment. Front Med. 2017;11(3):340-8.

21) Liang S, Le W, Liang D, et al:Clinico-pathological characteristics and outcomes of patients with biopsy-proven hypertensive nephrosclerosis:a retrospective cohort study. BMC Nephrol. 2016;17:42.

22) Ninomiya T, Kubo M, Doi Y, et al:Prehypertension increases the risk for renal arteriosclerosis in autopsies:the Hisayama Study. J Am Soc Nephrol. 2007;18(7):2135-42.

23) Tsuboi N, Okabayashi Y, Shimizu A, et al:The Renal Pathology of Obesity. Kidney Int Rep. 2017;2(2):251-60.

24) Afshinnia F, Wilt TJ, Duval S, et al:Weight loss and proteinuria: systematic review of clinical trials and comparative cohorts. Nephrol Dial Transplant. 2010;25(4):1173-83.

25) Bolignano D, Zoccali C:Effects of weight loss on renal function in obese CKD patients:a systematic review. Nephrol Dial Transplant. 2013;28(Suppl 4):iv82-iv98.

26) Navaneethan SD, Yehnert H, Moustarah F, et al:Weight loss interventions in chronic kidney disease:a systematic review and meta-analysis. Clin J Am Soc Nephrol. 2009;4(10):1565-74.

27) Mallamaci F, Ruggenenti P, Perna A, et al:ACE inhibition is

renoprotective among obese patients with proteinuria. J Am Soc Nephrol. 2011;22(6):1122-8.

28) Novikov A, Vallon V:Sodium glucose cotransporter 2 inhibition in the diabetic kidney:an update. Curr Opin Nephrol Hypertens. 2016;25(1):50-8.

29) MacLaughlin HL, Hall WL, Patel AG, et al:Weight loss, adipokines, and quality of life after sleeve gastrectomy in obese patients with stages 3-4 CKD:a randomized controlled pilot study. Am J Kidney Dis. 2014;64(4):660-3.

8 尿酸と腎硬化症

古波蔵健太郎, 大屋祐輔

腎硬化症における腎細動脈硬化症の意義

　腎細動脈硬化症は腎硬化症の病理像を最も特徴づける病理所見のひとつである[1]。輸入細動脈の血管抵抗の上昇は末梢血管抵抗の上昇をもたらし, 全身血圧の上昇につながる。本態性高血圧のモデル動物で輸入細動脈の機能的, 形態的な変化が高血圧発症に先行することが示されており[2], 腎細動脈硬化症が高血圧による臓器障害としての結果という側面に加えて, 病因としての意義を有していることが示唆されている。このように, 腎細動脈硬化症は腎硬化症の病態を形成する最も重要な組織学的な変化だと考えられる。したがって本項では, 尿酸と腎硬化症との関連を尿酸と腎細動脈硬化症との関連という観点から論じることにする。

無症候性高尿酸血症と腎細動脈硬化症

　痛風の合併のない患者にみられる無症候性高尿酸血症が腎障害を引き起こすのかという点に関しては, Johnsonらのグループがラットを用いて高尿酸血症のモデル動物を開発し精力的に研究を行ってきた。ヒトを含む高等霊長類以外の哺乳類では尿酸分解酵素であるウリカーゼ（尿酸オキシダーゼ）により, 尿酸はアラントインに変換するため高尿酸血症をきたさないことが知られている。彼らは, ラットにおいてウリカーゼ阻害薬であるオキソリン酸を投与することにより軽度の高尿酸血症を惹起すると, 高血圧とともに尿酸

塩の析出を伴わない腎障害が生じることを報告した[3]。そしてこの血圧の上昇や腎障害は尿酸降下薬の投与により抑制された。これらの知見から，痛風腎にみられるような尿細管腔への尿酸塩の析出を介さなくても，高尿酸血症が高血圧や腎障害の発症をきたし得ることが明らかにされた。

　彼らはさらにこのモデル動物において，腎細動脈に硝子化病変や平滑筋の肥厚といった腎細動脈硬化症が顕著にみられること，さらに血清尿酸値と腎細動脈硬化症の指標との間に正の相関がみられることを見出した。同様に，血圧レベルと腎細動脈硬化症の指標との間に正の相関を認めたことから，尿酸が腎細動脈障害を介して腎障害や高血圧をもたらす可能性が示唆された[4]。すなわち，高尿酸血症が腎硬化症の最も特徴的な病理学的な変化である腎細動脈硬化症を惹起する可能性がある。そもそも，腎硬化症は高血圧や加齢など様々な原因が腎細動脈硬化症を引き起こすことによって発症してくると考えられるが，高尿酸血症自体が腎硬化症の原因の一部として病態形成に関与している可能性がある。

高尿酸血症による腎細動脈硬化症の機序

　前述のモデル動物においては，傍糸球体装置のレニン陽性細胞の増加がみられ，利尿薬とアンジオテンシン変換酵素（ACE）阻害薬で同程度に血圧の低下がみられるにもかかわらず，細動脈障害はACE阻害薬のみが抑制できたことが示されている[4]。これらの結果から，レニン・アンジオテンシン系（RAS）が血圧とは独立して高尿酸血症に関連した腎細動脈硬化症に関連している可能性が示唆された。さらに近年，培養細胞を用いた検討から尿酸トランスポーターが血管内皮細胞や血管平滑筋細胞にも発現していることが報告されている[5]。さらに尿酸が尿酸トランスポーターを介して細胞内

に取り込まれ，酸化ストレスや炎症の増加，レニン・アンジオテンシン系の活性化などをきたすことが示されている[5)6)]。これらの実験結果から，尿酸が直接，血管内皮障害や血管平滑筋細胞増殖を引き起こすことにより腎細動脈硬化症に関与している可能性がある[6)7)]。

ヒトにおける高尿酸血症と腎細動脈硬化症との関連

Ohnoらは，IgA腎症において，高尿酸血症が腎障害進展に関連していたことを報告している[8)]。またIgA腎症において，高尿酸血症が腎細動脈硬化症に関連していたことも報告されている[9)]。一方でCKD（慢性腎臓病）全般において，高尿酸血症と腎細動脈硬化症との関連をみた報告はない。筆者らは，琉球大学医学部附属病院の腎生検症例を対象に腎細動脈硬化症に関連する因子を検討した。その結果，高尿酸血症は高血圧や糖尿病などとは独立して，硝子化病変や血管壁肥厚病変といった腎細動脈硬化病変に関連していることを報告した[10)]。さらに腎移植ドナーの腎組織を用いた検討においても，高尿酸血症と腎細動脈硬化症との関連が報告されている[11)]。これらの形態的な検討に加えて，数学的に算出した輸入細動脈の血管抵抗と尿酸との間に関連があることが新たに示されていて[12)]，機能的な面からもヒトにおける高尿酸血症と腎細動脈硬化症との関連が示唆されている。

高尿酸血症に関連した腎細動脈硬化症と高血圧発症の関連

前述のように，無症候性高尿酸血症が腎細動脈硬化症を引き起こすのであれば，本態性高血圧の病態と同様な機序を介して高血圧の

発症に関連する可能性が考えられる．この仮説に合致するように，本態性高血圧患者の腎血管抵抗と尿酸値との間に正の相関がみられることが既に報告されていて，尿酸値の上昇が腎硬化症の存在を示す臨床的な指標になり得ることが示唆されている[13]．また，数多くの疫学研究の結果から尿酸高値が高血圧発症に関連することが示されているが[14]，最近，高血圧前症から高血圧症への進展に高尿酸血症が関連していることが日本から報告された[15]．さらに肥満と正常高値高血圧を認め高尿酸血症を合併した若年者において，尿酸排泄促進薬とキサンチンオキシダーゼ阻害薬の2種の尿酸降下薬はいずれも24時間で評価した血圧を低下させた（図1）[16]．この血圧低下は末梢血管抵抗の低下を伴っており，前述の動物実験の知見と合わせると高尿酸血症が腎細動脈レベルの血管抵抗の上昇を引き起こし，高血圧の発症に関与する可能性が示唆される．

一方で，腎細動脈硬化症はより高度になると虚血を引き起こす可

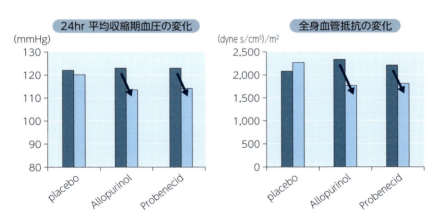

図1 ● 肥満と高血圧前症を合併した若年者における尿酸降下薬の血圧と全身血管抵抗に対する効果

肥満の若年者で血圧が高めの患者にアロプリノールとプロベネシドを投与すると血圧が低下し，同時に末梢血管抵抗が低下することが報告されている．これらのことから，実際にヒトにおいても高尿酸血症が腎血管抵抗の上昇を介して高血圧の発症に関与している可能性が示唆される．

（文献16をもとに作成）

能性がある。傍髄質ネフロンは髄質を灌流しており，同部位の虚血性障害は圧利尿の障害から食塩感受性高血圧を引き起こす可能性がある。実際，大規模な疫学手研究において，ベースラインの食塩摂取量が多い対象者ではその後の高血圧発症リスクが高いが，特にベースラインの尿酸値が高かった群でよりそのリスク上昇が顕著であったことが示されている[17]。すなわち，高尿酸血症が食塩感受性を亢進させて高血圧発症につながる可能性を示唆している。Feigらは高血圧発症初期の段階では末梢血管抵抗の上昇が，一方で進行した段階では食塩感受性の亢進が血圧の上昇に関連しているという仮説を提唱しているが[18]，いずれの病態機序においても，高尿酸血症に関連した腎細動脈硬化症が重要な役割を演じている可能性がある（図2）。

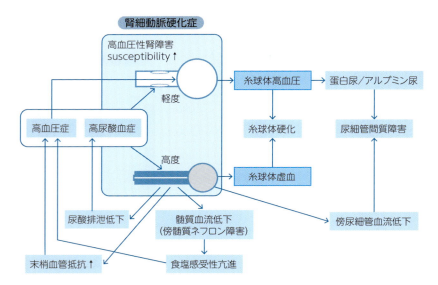

図2 ● 腎硬化症の腎障害進展における高尿酸血症と高血圧合併の意義
さらにgenetic backgroundや併存するリスクファクターが存在すると，血圧レベルが悪性高血圧のような非常に高いレベルでなくても高血圧による腎障害を増強し，末期腎不全に進展し得ることが指摘されている。

腎硬化症の腎障害進展機序における
腎細動脈硬化症の重要性

　輸入細動脈には糸球体血圧を一定に保つための自己調節機序が存在する。したがって腎細動脈硬化症による同部位の障害は糸球体血圧の調節異常をまねいて糸球体障害を惹起し進行性腎障害を引き起こし得る。Hillらは，高齢者や高血圧患者の腎組織を用いて，輸入細動脈の形態（硝子化病変と狭窄の有無）とそれにつながる糸球体の形態との間に関連があることを見出している[19)20)]。すなわち，硝子化病変に加えて狭窄を伴った輸入細動脈に所属する糸球体は虚脱して虚血性障害が示唆される一方で，硝子化病変のみを伴う輸入細動脈（狭窄を伴わない）につながる糸球体は腫大し，形態的に糸球体高血圧を呈していることが示唆された。したがって，加齢や高血圧などに関連した腎硬化症においては，腎虚血と糸球体高血圧といった糸球体血行動態レベルではまったく対照的な糸球体微小循環障害が1つの腎臓に併存し進行性腎障害に関与すると考えられる[21)]。

　前述のごとく，高尿酸血症も腎細動脈硬化症に関連する可能性があることから，腎硬化症にみられるこのような糸球体血行動態異常を惹起する可能性がある。実際に，前述のオキソニン酸によって惹起される高尿酸血症モデルラットにおいて，尿酸値の値と腎細動脈硬化症との間に正の相関が認められることに加えて[4)]，マイクロパンクチャー法を用いた実験により高尿酸血症による腎細動脈硬化症が実際に糸球体血高血圧に関連することが報告されている[22)]。またヒトにおいても，九州大学医学部による久山町研究において尿酸高値が新規のアルブミン尿の出現に関連することが報告されており[23)]，高尿酸血症と糸球体高血圧との関連を示唆する傍証ととらえることもできる。

腎硬化症の腎障害進展における高尿酸血症と高血圧との相互作用の臨床的意義

　高血圧は腎障害進展の重要なリスクファクターである。一方で，血圧レベルと腎障害の起こりやすさ（susceptibility）は病態によって異なることが知られている[24]。たとえば本態性高血圧患者では，血圧レベルが悪性高血圧症のようによほど上昇しない限り腎障害は起きづらい。その機序として本態性高血圧にみられる輸入細動脈の血管抵抗上昇が，全身の高い血圧から糸球体を保護するため腎障害が進行しづらいと考えられている。一般的に本態性高血圧患者でみられる緩徐進行型の腎障害には，前述の虚血主体の病態の関与が考えられる[1]。これに対して，糖尿病性腎症などその他の慢性腎臓病の患者では，わずかな血圧レベルの上昇が腎障害の進行に容易につながることが知られている。このような血圧による腎障害のsusceptibilityの亢進に，糸球体血圧の自己調節機序の破綻が関与していることが示されている[24]。

　自己調節機序には筋原反応と尿細管糸球体フィードバックの2種類が主に知られているが，血圧と腎障害発症の間にみられる直線的なリスクの増加には筋原反応の破綻が関与していることが示唆されている[24]。実臨床の現場で自己調節機序の破綻の存在を評価することは困難であるが，前述のHillらの検討より，細動脈の硝子化病変の存在が自己調節機序破綻の形態的なマーカーになり得ることが示唆されている。そこで筆者らは，腎生検患者で細動脈の硝子化病変合併の有無別に血圧レベルと尿蛋白の関係を検討した[25]。硝子化病変を有する群では血圧レベルの上昇に伴い蛋白尿の増加がみられるのに対して，有さない群では両者の間に明らかな関連はみられなかった。したがって高尿酸血症が硝子化病変に関連し，輸入細動脈の自己調節機序の破綻をきたすことにより，高血圧性腎障害の

susceptibilityを亢進させる可能性がある。実際に筆者らは同じ腎生検例において，高尿酸血症合併例において収縮期血圧と蛋白尿の間に正の相関があるものの，非合併例においては両者の間にまったく関連を認めなかったことを報告した[26]。IgA腎症の患者に限定した解析において，高尿酸血症合併例では収縮期血圧と糸球体径の間に正の相関を認めた。さらに健常人の腎移植ドナーを対象とした研究において加齢と高血圧が腎硬化症の所見に関連するほか，尿酸値が糸球体腫大に関連していたことが報告されている[27]。

　一方，筆者らは外来通院中の高血圧患者で新規にキサンチンオキシダーゼ阻害薬が開始された人を対象に，投与前後の腎機能の推移を後ろ向きに検討している[28]。同薬剤を投与前に低下傾向がみられていたeGFR（推算糸球体濾過量）は，投与後にむしろ上昇傾向に転じていた。この観察事象は虚血に陥って減少していた糸球体灌流圧が，高尿酸血症の是正に関連して改善したことを示唆している可能性がある。このように，糸球体高血圧または糸球体虚血のいずれにしても，全身血圧と腎細動脈硬化症との関係性が糸球体障害を規定する重要な因子であると考えられることから，腎細動脈硬化症に関連する高血圧と高尿酸血症の併存が臨床的に大きな意味を持っている可能性がある。実際，尿酸に関連した腎障害は高血圧合併例でより顕著であったことが疫学研究で示されている[29]。

　また最近では，腎生検で腎硬化症と診断された患者の腎予後に高尿酸血症が関連していたことが報告された[30]。これらの知見より，腎細動脈硬化症を特徴とする腎硬化症の病態形成ならびに腎障害進展において，高血圧と高尿酸血症が互いに悪循環を形成しながらより重要な役割を演じていることが示唆される（図2）。

関連性のさらなる検討が必要

　高尿酸血症が腎細動脈硬化症の原因になっている可能性がある。腎硬化症は高血圧や加齢など多因子が原因として関与していると考えられるが，高尿酸血症も腎硬化症の発症や進展に関与している可能性がある。腎硬化症の腎障害進展抑制を考えた場合，病因としての高尿酸血症に対する治療が重要な意義を有している可能性もある。この点に関しては今後，腎硬化症患者を対象として，高尿酸血症に対する尿酸降下薬の使用が腎予後の改善につながるのか，前向き介入試験を行って明らかにしていく必要がある。

●文献

1)　Freedman BI, Iskandar SS, Appel RG：The link between hypertension and nephrosclerosis. Am J Kidney Dis. 1995;25(2):207-21.

2)　Nørrelund H, Christensen KL, Samani NJ, et al：Early narrowed afferent arteriole is a contributor to the development of hypertension. Hypertension. 1994;24(3):301-8.

3)　Mazzali M, Hughes J, Kim YG, et al：Elevated uric acid increases blood pressure in the rat by a novel crystal-independent mechanism. Hypertension. 2001;38(5):1101-6.

4)　Mazzali M, Kanellis J, Han L, et al：Hyperuricemia induces a primary renal arteriolopathy in rats by a blood pressure-independent mechanism. Am J Physiol Renal Physiol. 2002;282(6):F991-F997.

5)　Price KL, Sautin YY, Long DA, et al：Human vascular smooth muscle cells express a urate transporter. J Am Soc Nephrol. 2006;17(7):1791-5.

6)　Yu MA, Sánchez-Lozada LG, Johnson RJ, et al：Oxidative stress with an activation of the renin-angiotensin system in human vascular endothelial cells as a novel mechanism of uric acid-induced endothelial dysfunction. J Hypertens. 2010;28(6):1234-42.

7) Johnson RJ, Kang DH, Feig D, et al:Is there a pathogenetic role for uric acid in hypertension and cardiovascular and renal disease? Hypertension. 2003;41(6):1183-90.

8) Ohno I, Hosoya T, Gomi H, et al:Serum uric acid and renal prognosis in patients with IgA nephropathy. Nephron. 2001;87(4): 333-9.

9) Wu J, Chen X, Xie Y, et al:Characteristics and risk factors of intrarenal arterial lesions in patients with IgA nephropathy. Nephrol Dial Transplant. 2005;20(4):719-27.

10) Kohagura K, Kochi M, Miyagi T, et al:An association between uric acid levels and renal arteriolopathy in chronic kidney disease:a biopsy-based study. Hypertens Res. 2013;36(1):43-9.

11) Matsukuma Y, Masutani K, Tanaka S, et al:Association between serum uric acid level and renal arteriolar hyalinization in individuals without chronic kidney disease. Atherosclerosis. 2017;266:121-127.

12) Uedono H, Tsuda A, Ishimura E, et al:U-shaped relationship between serum uric acid levels and intrarenal hemodynamic parameters in healthy subjects. Am J Physiol Renal Physiol. 2017;312(6):F992-F997.

13) Messerli FH, Frohlich ED, Dreslinski GR, et al:Serum uric acid in essential hypertension: an indicator of renal vascular involvement. Ann Intern Med. 1980;93(6):817-21.

14) Grayson PC, Kim SY, LaValley M, et al:Hyperuricemia and incident hypertension:a systematic review and meta-analysis. Arthritis Care Res. 2011;63(1):102-10.

15) Kuwabara M, Hisatome I, Niwa K, et al:Uric Acid Is a Strong Risk Marker for Developing Hypertension From Prehypertension:A 5-Year Japanese Cohort Study. Hypertension. 2018;71(1):78-86.

16) Soletsky B, Feig DI:Uric acid reduction rectifies prehypertension in obese adolescents. Hypertension. 2012;60(5):1148-56.

17) Forman JP, Scheven L, de Jong PE, et al:Association between sodium intake and change in uric acid, urine albumin excretion, and the risk of developing hypertension. Circulation. 2012;125(25):3108-16.

18) Feig DI, Kang DH, Nakagawa T, et al:Uric acid and hypertension. Curr Hypertens Rep. 2006;8(2):111-5.

19) Hill GS, Heudes D, Bariéty J:Morphometric study of arterioles and glomeruli in the aging kidney suggests focal loss of autoregulation. Kidney Int. 2003;63(3):1027-36.

20) Hill GS, Heudes D, Jacquot C, et al: Morphometric evidence for impairment of renal autoregulation in advanced essential hypertension. Kidney Int. 2006;69(5):823-31.

21) 古波蔵健太郎, 大屋祐輔:良性腎硬化症と悪性腎硬化症. 日腎会誌. 2016;58(2):85-91.

22) Sánchez-Lozada LG, Tapia E, Santamaría J, et al:Mild hyperuricemia induces vasoconstriction and maintains glomerular hypertension in normal and remnant kidney rats. Kidney Int. 2005;67(1):237-47.

23) Takae K, Nagata M, Hata J, et al:Serum Uric Acid as a Risk Factor for Chronic Kidney Disease in a Japanese Community -The Hisayama Study. Circ J. 2016;80(8):1857-62.

24) Bidani AK, Griffin KA:Pathophysiology of hypertensive renal damage:implications for therapy. Hypertension. 2004;44(5):595-601.

25) Zamami R, Kohagura K, Miyagi T, et al:Modification of the impact of hypertension on proteinuria by renal arteriolar hyalinosis in nonnephrotic chronic kidney disease. J Hypertens. 2016;34(11):2274-9.

26) Kohagura K, Kochi M, Miyagi T, et al:Augmented Association Between Blood Pressure and Proteinuria in Hyperuricemic Patients With Nonnephrotic Chronic Kidney Disease. Am J Hypertens. 2018;31(4):480-5.

27) Denic A, Alexander MP, Kaushik V, et al:Detection and Clinical Patterns of Nephron Hypertrophy and Nephrosclerosis Among Apparently Healthy Adults. Am J Kidney Dis. 2016;68(1):58-67.

28) Kohagura K, Tana T, Higa A, et al:Effects of xanthine oxidase inhibitors on renal function and blood pressure in hypertensive patients with hyperuricemia. Hypertens Res. 2016;39(8):593-7.

29) Obermayr RP, Temml C, Gutjahr G, et al:Elevated uric acid increases the risk for kidney disease. J Am Soc Nephrol. 2008; 19(12):2407-13.

30) Momoki K, Kataoka H, Moriyama T, et al:Hyperuricemia as a Predictive Marker for Progression of Nephrosclerosis:Clinical Assessment of Prognostic Factors in Biopsy-Proven Arterial/Arteriolar Nephrosclerosis. J Atheroscler Thromb. 2017;24(6):630-42.

糖尿病性腎症と腎硬化症

清水美保

糖尿病性腎症と糖尿病性腎臓病 (diabetic kidney disease)

　2016年末の日本における慢性透析導入患者の原疾患は，第1位が糖尿病性腎症で43.2%，第3位が腎硬化症で14.2%であった[1]。また，2011年末から年末患者の透析の原疾患においても糖尿病性腎症が第1位となり，2016年末には糖尿病性腎症が38.8%，腎硬化症が9.9%を占めている[1]。人口高齢化により透析導入患者数の増加が予測され，両疾患の予後改善に向けた取り組みがいっそう求められている。

　近年，糖尿病に伴う腎障害の病像の変化に伴い，diabetic kidney diseaseという包括的な用語が用いられるようになっている[2]。日本腎臓学会および日本糖尿病学会では，その訳語として「糖尿病性腎臓病」をあてることとされたが，その定義や病態は今後の課題である[3]。

　本項では，糖尿病性腎症の病態に加えて，腎硬化症との鑑別が困難なアルブミン尿を伴わずに腎機能低下を認める糖尿病例の臨床・病理学的特徴を概説する。

糖尿病性腎症の臨床経過

　糖尿病性腎症の典型的な臨床経過は，長期にわたる糖尿病罹患ののちに尿中アルブミン排泄増加で発症し，間欠的〜持続性蛋白尿を

呈し，慢性腎不全，さらには末期腎不全へと進展する[3]。

　一方，2型糖尿病では糖尿病の発症時期が不明瞭であり，糖尿病診断時に既にアルブミン尿や蛋白尿が出現していることもあるが，いったん腎症が発症すれば，その臨床経過は1型糖尿病とほぼ同様と考えられている[3]。わが国の2型糖尿病1,558例の約8年におけるJDCS（Japan Diabetes Complications Study）の検討では，アルブミン尿が30mg/gCr以下の群では，300mg/gCr以上になる頻度は年率0.23％であるのに対し，30〜150mg/gCrの群ではその頻度は年率1.85％に上昇した。また，30〜150mg/gCrの群が300mg/gCr以上になるリスクは，30mg/gCr以下の群の8.45倍であった[4]。

　顕性アルブミン尿（高度蛋白尿）は，糖尿病性腎症の主要な臨床所見である。日本腎臓学会による腎生検レジストリー（Japan Renal Biopsy Registry；J-RBR）において，糖尿病診断が「有」と登録されていた1,591例の検討では，「糖尿病性腎症」の病理診断に関連する臨床所見として，降圧薬服用あり，尿蛋白定性高度陽性，尿潜血陰性，血清総蛋白低値，ヘモグロビンA1C（HbA1C）高値，若年齢，平均血圧高値，eGFR（推算糸球体濾過量）低値，血清総コレステロール低値が抽出された[5]。また，2009年より日本腎臓学会・腎臓病総合レジストリーの二次研究として運用されている，2型糖尿病に伴う糖尿病性腎症（腎生検実施例に限定しない）の前向きコホート研究「糖尿病性腎症例を対象とした予後，合併症，治療に関する観察研究」（Japan Diabetic Nephropathy Cohort Study；JDNCS）[6]に登録された，456例を対象とした平均観察期間4.5年（中央値6年，最長8年）の検討では，顕性アルブミン尿（高度蛋白尿）が透析導入ならびに総死亡と最も関連する臨床所見であった[7]。また，顕性アルブミン尿例における1年間または2年間で30〜49％のeGFR低下は，透析導入リスクの増加と関連していた[7]。

糖尿病性腎症の組織機能連関

糖尿病性腎症の組織機能連関について，1型糖尿病の腎病変では，糸球体基底膜の肥厚，メサンギウム領域の拡大，間質の細胞数増加，細動脈の硝子化などがアルブミン尿増加と関連し，糸球体濾過面積の減少，間質の線維化，細動脈の血管壁肥厚などがGFR低下と関連することが報告されている[8]。

一方，2型糖尿病では，肥満，高血圧，加齢などの因子が加わって，組織像に多様性がある[9]。2型糖尿病に伴う糖尿病性腎症260例の組織機能連関を検討した金沢大学附属病院腎臓内科の成績では，アルブミン（蛋白）尿陽性例では，eGFR低下の有無にかかわらず，正常アルブミン（蛋白）尿の例よりも，糸球体病変（びまん性病変，結節性病変，滲出性病変，メサンギウム融解），間質線維化・尿細管萎縮，細動脈～小動脈の血管内膜肥厚が進展していることが示された[10]。また，eGFR低下例（eGFR 60mL/min/1.73m² 未満）では，アルブミン尿の有無にかかわらず，eGFR保持例（eGFR 60mL/min/1.73m² 以上）よりも，滲出性病変，尿細管・間質病変（間質の細胞浸潤，間質線維化・尿細管萎縮），血管病変（細動脈硝子化，細動脈～小動脈の血管内膜肥厚）が進展していた[10]。

糖尿病性腎症と腎硬化症の病理分類

2010年に米国Renal Pathology Societyより提唱された糖尿病性腎症の病期分類では，糸球体病変をClass I：糸球体基底膜肥厚，Class II：メサンギウム領域の拡大（a：軽度，b：高度），Class III：結節型硬化，Class IV：高度糸球体硬化の4段階に分類し，尿細管・間質病変として間質線維化・尿細管萎縮ならびに間質細胞浸潤，血管病変として細動脈硝子化ならびに動脈硬化を評価

する[11]。

日本では，厚生労働科学研究費補助金〔難治性疾患等克服研究事業〈難治性疾患等実用化研究事業（腎疾患実用化研究事業）〉〕「糖尿病性腎症ならびに腎硬化症の診療水準向上と重症化防止にむけた調査・研究」により，『糖尿病性腎症と高血圧性腎硬化症の病理診断への手引き』が作成された[12]。本手引きにおいて，糸球体病変は，糖尿病性腎症に特徴的な所見としてびまん性病変，結節性病変，糸球体基底膜二重化・内皮下腔開大，滲出性病変，メサンギウム融解，糸球体門部小血管増生を評価し，糖尿病性腎症と高血圧性腎硬化症の共通所見として全節性糸球体硬化／虚脱・虚血性糸球体硬化，分節性糸球体硬化，糸球体肥大を評価する（表1）。尿細管間質病変は間質線維化・尿細管萎縮ならびに間質の細胞浸潤，血管病変は細動脈硝子化ならびに動脈硬化を両疾患の共通所見として評価する（表1）。

正常アルブミン尿期に腎機能低下を示す糖尿病例

一方，慢性腎臓病（chronic kidney disease；CKD）の概念が提唱され，GFR推算式による腎機能の評価が普及したことにより，正常アルブミン尿であってもGFRが低下する糖尿病例が存在することも示されている[13]。日本人2型糖尿病患者3,297人を対象とした検討において，eGFR 60mL/min/1.73m^{2}未満の患者506人中262人（51.8％）が正常アルブミン尿であったことが示されている[14]。1988～2014年に米国国民健康・栄養調査に参加した20歳以上の糖尿病6,251例のデータにおいても，アルブミン尿の有病率は低下し，eGFR低下の有病率は増加していたことが報告されている[15]。

病理診断された2型糖尿病に伴う糖尿病性腎症例を対象とした金

表1 ● 糖尿病性腎症，高血圧性腎硬化症の病理評価表

病変部位	病理学的所見の評価項目	score	scoreの定義
糸球体病変（糖尿病性腎症のみ）	びまん性病変（メサンギウム拡大，基質増加）	0～3	0 メサンギウム拡大がほとんどない，1 メサンギウム拡大≦毛細血管腔，2 メサンギウム拡大＝毛細血管腔，3 メサンギウム拡大≧毛細血管腔
	結節性病変（結節性硬化）	0, 1	0（なし），1（あり）全標本中に1箇所でもあれば，ありとする結節の大きさは問わない
	糸球体基底膜二重化・内皮下腔開大	0～3	最も所見の強い糸球体における二重化の%（係蹄末梢部分で評価）：0（＜10%），1（10～25%），2（25～50%），3（≧50%）
	滲出性病変	0, 1	0（なし），1（あり）
	メサンギウム融解・微小血管瘤	0, 1	0（なし），1（あり）
	糸球体門部小血管増生	0, 1	0（なし），1（あり）全標本中に1箇所でもあれば，ありとする
糸球体病変（糖尿病性腎症，高血圧性腎硬化症共通）	全節性糸球体硬化/虚脱・虚血性糸球体硬化	%	全糸球体数に占める全節性糸球体硬化/虚脱・虚血性糸球体硬化を認める糸球体数の割合
	分節性糸球体硬化	%	全糸球体数に占める分節性糸球体硬化を認める糸球体数の割合
	糸球体肥大	0, 1	250μm以上の糸球体　0（なし），1（あり）
尿細管間質病変（糖尿病性腎症，高血圧性腎硬化症共通）	間質線維化・尿細管萎縮（IFTA）	0～3	0（IFTAなし），1（＜25%），2（25～50%），3（≧50%）
	間質の細胞浸潤	0～3	0（細胞浸潤なし），1（＜25%），2（25～50%），3（≧50%）
血管病変（糖尿病性腎症，高血圧性腎硬化症共通）	細動脈硝子化	0～3	0（硝子化なし），1（1個以上の細動脈に部分的な硝子化），2（50%程度の硝子化），3（50%以上の硝子化，または部分的でも全層性の硝子化）
	動脈硬化	0～2	0（内膜肥厚なし），1（内膜肥厚があり内膜/中膜＜1），2（内膜肥厚があり内膜/中膜≧1）動脈硬化の評価には，EVG 染色を加えることが望ましい

糸球体病変は，糖尿病性腎症に特徴的な所見としてびまん性病変，結節性病変，糸球体基底膜二重化・内皮下腔開大，滲出性病変，メサンギウム融解，糸球体門部小血管増生を評価し，糖尿病性腎症と高血圧性腎硬化症の共通所見として全節性糸球体硬化/虚脱・虚血性糸球体硬化，分節性糸球体硬化，糸球体肥大を評価する。尿細管間質病変は間質線維化・尿細管萎縮ならびに間質の細胞浸潤，血管病変は細動脈硝子化ならびに動脈硬化を両疾患の共通所見として評価する。

（文献12より引用）

沢大学附属病院腎臓内科の検討では，正常アルブミン尿期に腎機能低下を示す糖尿病例の臨床的特徴として，正常アルブミン尿の腎機能保持例と比較して高年齢であったこと，アルブミン尿陽性の腎機能低下例と比較して尿潜血陽性率，糖尿病罹病期間，糖尿病網膜症合併率，収縮期血圧が低値で，ヘモグロビンは高値であったことが示された[10)16)]。また，かかる病態の病理学的特徴について，正常アルブミン尿の1型糖尿病を対象とした検討では，腎機能低下例（GFR 90mL/min/1.73m^{2}未満）の糸球体病変（糸球体基底膜の肥厚，メサンギウム基質の増加）が，腎機能保持例（GFR 90mL/min/1.73m^{2}以上）と比較して高度であったことが示されている[17)]。

　一方，2型糖尿病では，正常アルブミン尿の腎機能低下例（eGFR 60mL/min/1.73m^{2}未満）において，微量アルブミン尿や顕性アルブミン尿の腎機能低下例（eGFR 60mL/min/1.73m^{2}未満）よりも典型的な糖尿病性糸球体病変を示す症例が少なく，軽微な糸球体病変とは対照的に，尿細管・間質病変ならびに血管病変が進展した腎硬化症の特徴を有する症例が多かった[10)16)18)]。予後解析では，腎複合イベント（透析導入かつ/またはeGFRの50％低下）・心血管イベント・総死亡の発症率は，正常アルブミン尿の腎機能保持例と比較して，差を認めなかった（**図1**）[10)16)]。

▌糖尿病性病期分類の改訂

　1991年に厚生省糖尿病調査研究班で作成され，2001年に糖尿病性腎症合同委員会で改訂された糖尿病性腎症病期分類は，尿蛋白（尿アルブミン）とGFR（クレアチニンクリアランス）を臨床的特徴として，糖尿病性腎症の典型的な進展経過に基づき病期が設定されていた。しかしながら，正常アルブミン尿や微量アルブミン尿のGFR低下例を適切に分類することが困難であったため，厚生労

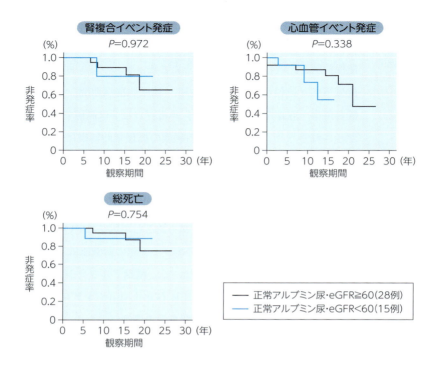

図1 ● 正常アルブミン尿期に腎機能低下を示した2型糖尿病15例の腎病変と長期予後

正常アルブミン尿のeGFR低下例の腎複合イベント（透析導入またはeGFRの50％低下）・心血管イベント・総死亡の発症率は，正常アルブミン尿のeGFR保持例と比較して，差を認めなかった。

（文献10，16をもとに作成）

働科学研究費補助金（腎疾患対策研究事業）「糖尿病性腎症の病態解明と新規治療法確立のための評価法の開発」の成績に基づき[19]，予後（腎，心血管，総死亡）を勘案した分類として，2013年12月に糖尿病性腎症合同委員会で「糖尿病性腎症病期分類2014」として改訂が行われた（表2）[20]。本病期分類では，糖尿病性腎症が必ずしも第1期から順次第5期まで進行するものではないことが記され，CKD重症度分類との関係を示した付表が作成された（表3）[20]。

表2 ● 糖尿病性腎症病期分類2014[注1]

病　期	尿アルブミン値 (mg/gCr) あるいは尿蛋白値 (g/gCr)	GFR (eGFR) (mL/min/1.73 m²)
第1期 (腎症前期)	正常アルブミン尿 (30未満)	30以上[注2]
第2期 (早期腎症期)	微量アルブミン尿 (30〜299)[注3]	30以上
第3期 (顕性腎症期)	顕性アルブミン尿 (300以上) あるいは持続性蛋白尿 (0.5以上)	30以上[注4]
第4期 (腎不全期)	問わない[注5]	30未満
第5期 (透析療法期)	透析療法中	

注1：糖尿病性腎症は必ずしも第1期から順次第5期まで進行するものではない。本分類は，厚労省研究班の成績に基づき予後 (腎，心血管，総死亡) を勘案した分類である (URL：http://mhlw-grants.niph.go.jp/, Wada T, Haneda M, Furuichi K, BabazonoT, Yokoyama H, Iseki K, Araki SI, Ninomiya T, Hara S, Suzuki Y, Iwano M, Kusano E, Moriya T, Satoh H, NakamuraH, Shimizu M, Toyama T, Hara A, Makino H；The Research Group of Diabetic Nephropathy, Ministry of Health, Labour,and Welfare of Japan. Clinical impact of albuminuria and glomerular filtration rate on renal and cardiovascular events, andall-cause mortality in Japanese patients with type 2 diabetes. Clin Exp Nephrol. 2013 Oct 17. [Epub ahead of print])

注2：GFR 60mL/min/1.73m²未満の症例はCKDに該当し，糖尿病性腎症以外の原因が存在し得るため，他の腎臓病との鑑別診断が必要である。

注3：微量アルブミン尿を認めた症例では，糖尿病性腎症早期診断基準に従って鑑別診断を行った上で，早期腎症と診断する。

注4：顕性アルブミン尿の症例では，GFR 60mL/min/1.73m²未満からGFRの低下に伴い腎イベント (eGFRの半減，透析導入) が増加するため注意が必要である。

注5：GFR 30mL/min/1.73m²未満の症例は，尿アルブミン値あるいは尿蛋白値に拘わらず，腎不全期に分類される。しかし，特に正常アルブミン尿・微量アルブミン尿の場合は，糖尿病性腎症以外の腎臓病との鑑別診断が必要である。

【重要な注意事項】 本表は糖尿病性腎症の病期分類であり，薬剤使用の目安を示した表ではない。糖尿病治療薬を含む薬剤特に腎排泄性薬剤の使用に当たっては，GFR等を勘案し，各薬剤の添付文書に従った使用が必要である。

(文献20より引用)

　　JDNCSに登録された2型糖尿病541例の臨床所見ならびに治療薬の内容を「糖尿病性腎症病期分類2014」に基づいて解析した結果，病期の進行に伴う臨床的特徴として，男性例の増加，糖尿病罹病期間の高値，糖尿病網膜症合併率の増加，ヘモグロビンA1Cの低値，収縮期血圧の高値，ヘモグロビンの低値を認めた[21]。また，

表3 ● 糖尿病性腎症病期分類2014とCKDの重症度分類との関係

アルブミン尿区分	A1	A2	A3
尿アルブミン定量	正常アルブミン尿	微量アルブミン尿	顕性アルブミン尿
尿アルブミン/Cr比(mg/gCr)	30未満	30〜299	300以上
(尿蛋白定量)			(もしくは高度蛋白尿)
(尿蛋白/Cr比)(g/gCr)			(0.50以上)

GFR区分		A1	A2	A3
	≧90 60〜89 45〜59 30〜44	第1期 (腎症前期)	第2期 (早期腎症期)	第3期 (顕性腎症期)
	15〜29 <15	第4期 (腎不全期)		
	(透析療法中)	第5期 (透析療法期)		

GFRの単位:mL/min/1.73m^2

(文献20より引用)

血糖・血圧・脂質管理の治療薬について，糖尿病治療薬におけるインスリン抵抗性改善系とインスリン分泌促進系の使用割合が減少し，降圧薬におけるレニン・アンジオテンシン系(RAS)阻害薬とカルシウム拮抗薬の使用割合は増加を認めた[21]。さらに，日本医療研究開発機構研究費〔難治性疾患等実用化研究事業(腎疾患実用化研究事業)〕「糖尿病性腎症の進展予防に向けた病期分類─病理─バイオマーカーを統合した診断法の開発」では，2型糖尿病に伴う糖尿病性腎症600例の解析により，「糖尿病性腎症病期分類2014」の病期に特徴的な腎病理所見と腎予後および生命予後に関連する腎病理所見が示された[22)23)]。また，腎病理所見を加えたスコアリングシステムの予後予測における有用性が，米国Renal Pathology Societyより提唱された分類[11]との比較を含めて検証された[24)25)]。

糖尿病性腎症の血圧管理

　従来，糖尿病性腎症の経過は不可逆と考えられていたが，近年では，治療介入によって腎症の寛解・退縮が可能であることが示されている。早期腎症では，血糖・血圧・脂質の管理目標値をより多く達成することで，正常アルブミン尿への寛解が可能となり，腎機能低下や心血管合併症の予後改善に寄与することが報告されている[26)27)]。また，顕性腎症やネフローゼ症候群を呈する糖尿病性腎症例においても，集約的治療によって寛解を得ることが可能であり，腎機能予後ならびに生命予後の改善に繋がることが示されている[28)]。

　「CKD診療ガイドライン2018」では，糖尿病合併CKDにおける降圧目標として，CKD重症度分類におけるGFR区分G1〜2ではグレードB1，G3〜5ではグレードC2で130/80mmHg未満を推奨するとされた[3)]。また，糖尿病合併CKDに対する降圧薬の第一選択薬として，CKD重症度分類におけるすべての尿アルブミン区分において，アンジオテンシン変換酵素阻害薬とアンジオテンシンII受容体拮抗薬をグレードB1で推奨するとされた[3)]。一方，前述のように正常アルブミン尿期に腎機能低下を認めた2型糖尿病例では腎硬化症の特徴を有する症例が多いことから，高血圧治療に伴う進行性の腎機能低下や臓器の虚血症状に十分な注意が必要であり，降圧目標の上方修正やカルシウム拮抗薬の選択が考慮される。

糖尿病性腎症ならびに糖尿病性腎臓病の データベース構築

　本項では，糖尿病性腎症ならびに糖尿病性腎臓病の病態について，日本の臨床・病理学的知見を中心に概説した。日本腎臓学会・

腎臓病総合レジストリーならびにその二次研究であるJDNCSに加えて、慢性腎臓病統合データベース事業（The Japan Chronic Kidney Disease Database；J-CKD-DB）の整備も進められており、診療実態調査に基づいたさらなるエビデンスの蓄積が期待される。

●文献

1) 政金生人, 谷口正智, 中井 滋, 他：わが国の慢性透析療法の現況（2016年12月31日現在）. 日透析医学会誌. 2018；51（1）：1-51.

2) Tuttle KR, Bakris GL, Bilous RW, et al:Diabetic kidney disease:a report from an ADA Consensus Conference. Diabetes Care. 2014；37（10）：2864-83.

3) 日本腎臓病学会（編）：エビデンスに基づくCKD診療ガイドライン2018. 東京医学社, 2018.

4) Katayama S, Moriya T, Tanaka S, et al:Low transition rate from normo- and low microalbuminuria to proteinuria in Japanese type 2 diabetic individuals:the Japan Diabetes Complications Study (JDCS). Diabetologia. 2011；54（5）：1025-31.

5) 清水美保, 和田隆志：糖尿病性腎症ならびに糖尿病に合併するネフローゼ症候群. 日腎会誌. 2014；56（4）：500-9.

6) Research Group of Diabetic Nephropathy, Ministry of Health, Labour, and Welfare of Japan:Japan Diabetic Nephropathy Cohort Study:study design, methods, and implementation. Clin Exp Nephrol. 2013；17（6）：819-26.

7) Research Group of Diabetic Nephropathy, the Ministry of Health, Labour, and Welfare of Japan and Japan Agency for Medical Research and Development:Decline in estimated glomerular filtration rate is associated with risk of end-stage renal disease in

type 2 diabetes with macroalbuminuria:an observational study from JDNCS. Clin Exp Nephrol. 2018;22(2):377-87.

8) Mauer SM, Steffes MW, Ellis EN, et al:Structural-functional relationships in diabetic nephropathy. J Clin Invest. 1984;74(4): 1143-55.

9) Fioretto P, Mauer M, Brocco E, et al:Patterns of renal injury in NIDDM patients with microalbuminuria. Diabetologia. 1996;39(12):1569-76.

10) Shimizu M, Furuichi K, Toyama T, et al:Long-term outcomes of Japanese type 2 diabetic patients with biopsy-proven diabetic nephropathy. Diabetes Care. 2013;36(11):3655-62.

11) Renal Pathology Society:Pathologic classification of diabetic nephropathy. J Am Soc Nephrol. 2010;21(4):556-63.

12) 和田隆志，湯澤由紀夫（監修），佐藤 博，鈴木芳樹，北村博司（編）：糖尿病性腎症と高血圧性腎硬化症の病理診断への手引き．東京医学社，p16，2015.

13) Macisaac RJ, Jerums G:Diabetic kidney disease with and without albuminuria. Curr Opin Nephrol Hypertens. 2011;20(3):246-57.

14) Japan Diabetes Clinical Data Management Study Group:Prevalence of albuminuria and renal insufficiency and associated clinical factors in type 2 diabetes: the Japan Diabetes Clinical Data Management study (JDDM15). Nephrol Dial Transplant. 2009;24(4):1212-9.

15) Afkarian M, Zelnick LR, Hall YN, et al:Clinical Manifestations of Kidney Disease Among US Adults With Diabetes, 1988-2014. JAMA. 2016;316(6):602-10.

16) Shimizu M, Furuichi K, Yokoyama H, et al:Kidney lesions in diabetic patients with normoalbuminuric renal insufficiency. Clin Exp Nephrol. 2014;18(2):305-12.

17) Caramori ML, Fioretto P, Mauer M:Low glomerular filtration rate in normoalbuminuric type 1 diabetic patients:an indicator of more advanced glomerular lesions. Diabetes. 2003;52(4):1036-40.

18) Ekinci EI, Jerums G, Skene A, et al:Renal structure in normoalbuminuric and albuminuric patients with type 2 diabetes and impaired renal function. Diabetes Care. 2013;36(11):3620-6.

19) Research Group of Diabetic Nephropathy, Ministry of Health, Labour, and Welfare of Japan:Clinical impact of albuminuria and glomerular filtration rate on renal and cardiovascular events, and all-cause mortality in Japanese patients with type 2 diabetes. Clin Exp Nephrol. 2014;18(4):613-20.

20) 糖尿病性腎症合同委員会:委員会報告 糖尿病性腎症病期分類2014の策定(糖尿病性腎症病期分類改訂)について. 日腎会誌. 2014;56(5):547-52.

21) 清水美保, 古市賢吾, 和田隆志:糖尿病性腎症の疫学・病態. 日腎会誌. 2017;59(2):43-9.

22) Furuichi K, Yuzawa Y, Shimizu M, et al:Nationwide multicentre kidney biopsy study of Japanese patients with type 2 diabetes. Nephrol Dial Transplant. 2018;33(1):138-48.

23) Research Group of Diabetic Nephropathy, Ministry of Health, Labour and Welfare of Japan, and Japan Agency for Medical Research and Development:Clinicopathological analysis of biopsy-proven diabetic nephropathy based on the Japanese classification of diabetic nephropathy. Clin Exp Nephrol. 2018;22(3):570-82.

24) Yamanouchi M, Hoshino J, Ubara Y, et al:Value of adding the renal pathological score to the kidney failure risk equation in advanced diabetic nephropathy. PLoS One. 2018;13(1):e0190930.

25) Hoshino J, Furuichi K, Yamanouchi M, et al:A new pathological scoring system by the Japanese classification to predict renal

outcome in diabetic nephropathy. PLoS One. 2018;13(2): e0190923.

26) Araki S, Haneda M, Sugimoto T, et al:Factors associated with frequent remission of microalbuminuria in patients with type 2 diabetes. Diabetes. 2005;54(10):2983-7.

27) Araki S, Haneda M, Koya D, et al:Reduction in microalbuminuria as an integrated indicator for renal and cardiovascular risk reduction in patients with type 2 diabetes. Diabetes. 2007;56(6):1727-30.

28) Yokoyama H, Araki S, Honjo J, et al:Association between remission of macroalbuminuria and preservation of renal function in patients with type 2 diabetes with overt proteinuria. Diabetes Care. 2013;36(10):3227-33.

10 良性・悪性腎硬化症

伊藤由美, 成田一衛

動脈硬化性腎硬化症と高血圧性腎硬化症

　腎硬化症は, 動脈硬化による血管内腔の器質的狭小化や機能不全に起因する腎実質障害である（図1）。障害される血管の部位から, 動脈硬化性腎硬化症と高血圧性腎硬化症とに分類される。

　動脈硬化性腎硬化症は, 腎動脈〜腎内の比較的太い血管の動脈硬化により, 支配領域の糸球体の虚脱性硬化や尿細管萎縮, 間質の線維化などの虚血性変化をきたすものである。加齢や脂質代謝異常の影響が強く, 組織学的にはアテローム型動脈硬化やメンケベルグ中

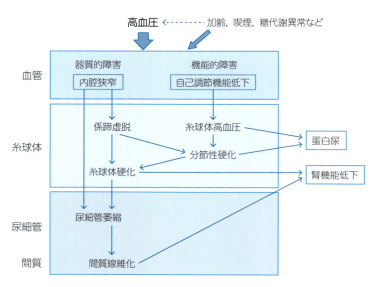

図1 ● 高血圧性腎硬化症の機序

膜石灰化などの変化がみられる。高血圧性腎硬化症はより末梢の小葉間動脈〜細動脈の病変が原因となっている。このように，腎硬化症は本来，病理学的概念から分類されるべきものであるが，両者の所見は併存することも多く，明確に分けることが困難なこともある。また，臨床的には一般に尿所見は軽微であり，尿蛋白が増加してきた時点では既に腎萎縮が生じている例もあり，実際には腎硬化症の診断のために腎生検が行われることはほとんどないため，病理所見が不明なことのほうが多い。このため高血圧の罹患歴があり，緩徐な進行を示す腎機能障害がみられる症例は臨床的に「腎硬化症」と診断されている。

高血圧性腎硬化症

　小葉間動脈〜細動脈の傷害に起因する。「高血圧性」という用語からは，高血圧のみが原因であるようにとらえられがちであるが，高血圧は血管病変形成に関与する因子のひとつであり，加齢[1]，糖代謝異常[2]，喫煙[3]，人種などの遺伝的背景[4]などの因子が単一，または複合的に関与すると考えられており，どの因子に重みがあるかは症例ごとに異なる。

　高血圧性腎硬化症は，臨床的な観点から高血圧の程度や臓器障害の進行速度により良性腎硬化症と悪性腎硬化症に分類される。

1）良性腎硬化症

①臨床像

　高血圧に罹患してから数年以上を経て発症する。めまいや頭重感など血圧上昇に伴う症状が現れることもあるが，一般に，標的臓器の傷害が進行するまでは自覚症状を認めない。尿蛋白は軽度で，通常1g/day未満であることが多い。血尿は通常みられない。

腎機能障害の進行速度は緩徐であり，最近の報告では，腎生検で診断された良性腎硬化症107人のeGFR（推算糸球体濾過量）15mL/min以下または腎代替療法の開始をエンドポイントとした後方視的追跡調査では，5年後，10年後の腎生存率はそれぞれ98.1％，58.3％であった[5]。日本人での前向き研究では，35人の10年間の追跡調査では腎代替療法を開始したのは1人のみであった[6]。しかし全体の罹患数が多いため，腎硬化症（悪性高血圧を除く）は2016年に新規透析導入となった患者の原疾患の14.2％を占めており，徐々に増加傾向にある[7]。

②組織像

血管病変の形成は，内皮細胞障害に伴う血管透過性の亢進や圧負荷による血管壁の伸展が関与していると言われている[8]。

小葉間動脈では，線維性内膜肥厚，内弾性板の多層化が見られる。中膜は平滑筋細胞の過形成や肥大が起こり，筋細胞の配列の不整による蛇行も見られる。しかし，病変が進行すると平滑筋層は菲薄化し，消失することもある。輸入細動脈では硝子様変化（硝子化）が特徴的である。硝子化は内皮下から始まり，中膜にも進展する。高度なものは壁の全層にわたり硝子様物質で置換される。高血圧または他の因子による影響が長く持続すると病変は進行し，血管内腔は狭小化または閉塞に至る。細小動脈の下流に位置する糸球体やperitubular capillary（傍尿細管毛細血管）の血流は減少し，虚血性の変化が出現する。糸球体の主な変化は係蹄の虚脱である。軽度のメサンギウム基質増加がみられる場合もある。係蹄の虚脱によりボウマン腔は拡大し，血管極からボウマン嚢に沿って線維成分が広がる。最終的には球状硬化に至る。尿細管は酸素および栄養供給の低下から萎縮し尿細管基底膜は肥厚，蛇行する（図2）。間質では様々な線維化促進因子により，線維化が起こる。障害のない領域の尿細管では代償性の拡大がみられることもある。

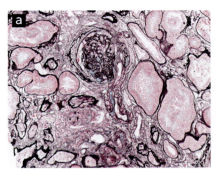
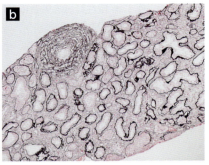

図2 ● 良性腎硬化症の組織像
a：輸入細動脈に硝子様変化が見られ，流入する糸球体には分節性硬化が見られる（PAM Masson trichrome染色×250）。
b：小葉間動脈の内膜肥厚。周囲の尿細管は萎縮し，基底膜が蛇行している（PAM Masson trichrome染色×200）。

　　高血圧性腎硬化症の進展機序として，糸球体血流の自動調節能の低下も重要であると考えられている[9]。正常糸球体では限外濾過を行うために，収縮期血圧の変動に対し，輸入細動脈が収縮または拡張して，血管抵抗を調整する。この自動調節能が機能する血圧の範囲においては，常に糸球体内圧は50～60mmHgに保たれている。細動脈の硬化性病変はこの調節機能を障害し，高い体血圧はそのまま糸球体内圧に反映されるようになると考えられる。糸球体内圧の上昇（糸球体高血圧）は内皮障害や分節性硬化病変の形成につながり，時に1g/day以上の尿蛋白の原因となる。また，血圧の上昇による腎障害の起こりやすさは，背景にある因子も強く関与する。糖尿病および非糖尿病性のCKD（慢性腎臓病）患者においては，器質的な血管病変がみられない時期でもこの自動調節能が障害されていることが示されており[10)11)]，正常血圧からわずかに上昇しただけで，糸球体内圧の上昇をきたす。

③治療
　　良性腎硬化症により生じた腎実質障害は不可逆的なものであるた

表1 ● 慢性腎臓病患者における降圧目標と第一選択薬

	降圧目標 (mmHg)	第一選択薬
糖尿病 (+)	130/80未満	RAS阻害薬
糖尿病 (−) 蛋白尿あり	140/90未満	RAS阻害薬, Ca拮抗薬, 利尿薬
糖尿病 (−) 蛋白尿なし	130/80未満	RAS阻害薬

- 蛋白尿：軽度蛋白尿 (0.15g/gCr) 以上を「蛋白尿あり」と判定する。
- GFR 30mL/min/1.73m^{2}未満, 高齢者ではRAS阻害薬は少量から投与を開始する。
- 利尿薬：GFR 30mL/min/1.73m^{2}以上はサイアザイド系利尿薬, それ未満はループ利尿薬を用いる。
- 糖尿病, 蛋白尿 (+) のCKDでは, 130/80mmHg以上の場合, 臨床的に高血圧と判断する。

(文献12より引用)

め，それ以上の進展を阻止するのを目的として降圧療法を行う。良性腎硬化症は腎内で虚血と糸球体高血圧といった異なる血行動態の異常が同時に存在することから，どちらの病態が主体になっているかを考慮することが治療を選択する上で重要である。尿蛋白が多い場合はどちらかというと糸球体高血圧の関与が大きい可能性があり，より厳格な降圧療法が必要となる。その際，輸出細動脈を拡張させ，糸球体内圧を降下させるRAS（レニン・アンジオテンシン系）阻害薬の選択が合理的であると考えられる。一方，尿蛋白がみられず，腎機能低下が主体であれば，虚血の関与が大きい可能性があり，RAS阻害薬よりカルシウム (Ca) 拮抗薬を選択し，糸球体灌流圧の維持を図る。また，高齢者では弓状動脈や腎動脈など，より太い動脈にも硬化性病変を有することが多く，過度の降圧や降圧の速度にも注意する必要がある。CKD患者での降圧目標と第一選択薬を**表1**[12] に示す。

2) 悪性腎硬化症

①臨床像

　全身性強皮症や腎動脈性高血圧などの二次性高血圧に続発する例が多いが，本態性高血圧の悪性相として発症することもある。治療の中断や精神的，肉体的ストレスなどが良性相から悪性相に移行する原因であるが，良性相を経ずに発症する例もある。拡張期血圧は120〜130mmHgであり，急性左心不全，高血圧性脳症，眼底出血など，急速に臓器障害が進行する。自覚症状は，頭痛や悪心嘔吐，痙攣，呼吸困難，視力障害などである。蛋白尿は良性腎硬化症よりも多く，ネフローゼ症候群を呈することもある。顕微鏡的血尿あるいは肉眼的血尿が見られることも多い。末梢血像では赤血球のfragmentation（破砕像）が見られる場合もある。輸入細動脈を含めた血管狭窄により生じた腎虚血や，圧利尿による脱水はRA系の亢進をもたらすことで血圧はさらに上昇し，血管病変と血圧の間で悪循環が生じて腎機能障害は急速に進行する。放置すれば腎死に至る。

　有効な降圧薬が開発されていなかった時代では，生命予後も不良で数年で死亡することが多かった。近年ではACE（アンジオテンシン変換酵素）阻害薬やARB（アンジオテンシンⅡ受容体拮抗薬）の開発により，生命予後は改善している。Laneらの検討では，1997年から2006年に発症した患者の5年生存率は91.0％である[13]。Liangらの報告では，悪性腎硬化症87人の5年および10年腎生存率は，それぞれ66.8％，19.4％であった[5]。2016年に新規透析導入となった患者の原疾患のうち，悪性高血圧は0.8％である[7]。

②組織像

　悪性腎硬化症は，糸球体血行動態の自動調節能の限界を超えた高い血圧により発症する。このため血管には強いshear stressや圧負荷がかかり，高度の内皮細胞障害から急速に内腔狭小化をきた

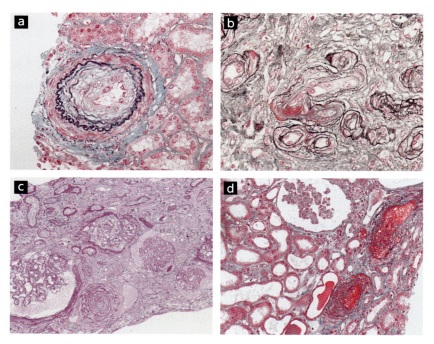

図3 ● 悪性腎硬化症の組織像
a：小葉間動脈の浮腫性の内膜肥厚（Elastica-Masson trichrome染色×400）。
b：細動脈のフィブリノイド壊死。内膜下の滲出性病変と腫大した内皮細胞により，内腔が狭小化している（PAM Masson trichrome染色×600）。
c：小葉間動脈のonion-skin lesion（PAS染色×250）。
d：小葉間動脈のフィブリノイド壊死。糸球体係蹄は虚脱し，周囲の尿細管上皮細胞は偏平化している（Masson trichrome染色×250）。

す。糸球体には高い体血圧のままダイレクトに血液が流れ込むことで，虚血性の変化に加え，糸球体の構造の変化ももたらす。

③急性期

　細小動脈では内膜の浮腫性変化，フィブリノイド壊死（図3-a, b），血栓形成などの変化により血管壁は求心性に肥厚し，内腔は著しく狭小化する。糸球体では球状硬化，分節状硬化，係蹄虚脱を認める。高度の内皮傷害から，メサンギウム融解や係蹄壁の二重化，

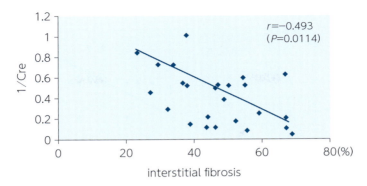

図4 ● 腎機能と間質線維化の関係
間質の線維化は1/Creと負の相関がある。 (文献14より引用)

係蹄内血栓など，thrombotic microangiopathy（血栓性微小血管症）の所見を呈することもある。血管内腔の狭窄や閉塞は，その支配領域の尿細管に急性虚血性変化を起こす。尿細管上皮細胞は平坦化し，尿細管壊死がみられる。急性期は間質の浮腫がみられる。炎症細胞浸潤は通常軽度である。

④慢性期

急性期病変がみられた部位での線維化が進行する。内皮細胞傷害の持続により，血管内膜の浮腫性変化はコラーゲン線維や平滑筋様細胞が同心円状に増殖した，いわゆるonion-skin lesionと呼ばれる線維性内膜肥厚に置き換わる（図3-c）。

星らの悪性腎硬化症における25人の臨床病理学的検討によると，腎予後に影響を与える因子は間質病変であり，1/Cre（クレアチニン）で表される腎機能は間質の線維化と負の相関を示した（図4）[14]。また，血圧と間質の線維化との間には有意な相関がみられなかったものの，急性尿細管障害（尿細管上皮細胞は平坦化し，尿細管壊死など）は収縮期血圧と拡張期血圧と強く相関することから（図5），血圧のコントロールにより間接的に腎機能予後が改善する

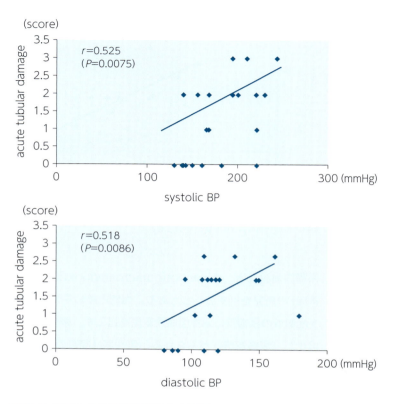

図5 ● 血圧と急性尿細管障害との関係
血圧は急性尿細管障害の程度と正の相関がある。

(文献14より引用)

可能性を示している。

⑤治療

　悪性腎硬化症は，高血圧緊急症に準じて直ちに治療を開始する。急速な降圧は臓器虚血をきたす可能性があり，最初の24時間で拡張期血圧100〜110mmHg程度にとどめる。RA系の亢進状態に対し，ACE阻害薬やARBは著効するが，過度の降圧が生じる危険性があり，少量から開始する。

●文 献

1) Tracy RE, Berenson GS, Cueto-Garcia L, et al:Nephrosclerosis and aortic atherosclerosis from age 6 to 70 years in the United States and Mexico. Virchows Arch A Pathol Anat Histopathol. 1992;420(6):479-88.

2) Rosei EA, Rizzoni D:Small artery remodelling in diabetes. J Cell Mol Med. 2010;14(5):1030-6.

3) Mazzone P, Tierney W, Hossain M, et al:Pathophysiological impact of cigarette smoke exposure on the cerebrovascular system with a focus on the blood-brain barrier:expanding the awareness of smoking toxicity in an underappreciated area. Int J Environ Res Public Health. 2010;7(12):4111-26.

4) Kopp JB:Rethinking hypertensive kidney disease:arterionephrosclerosis as a genetic, metabolic, and inflammatory disorder. Curr Opin Nephrol Hypertens. 2013;22(3):266-72.

5) Liang S, Le W, Liang D, et al:Clinico-pathological characteristics and outcomes of patients with biopsy-proven hypertensive nephrosclerosis:a retrospective cohort study. BMC Nephrol. 2016;17:42.

6) Suzuki H, Kobayashi K, Ishida Y, et al:Patients with biopsy-proven nephrosclerosis and moderately impaired renal function have a higher risk for cardiovascular disease:15 years' experience in a single, kidney disease center. Ther Adv Cardiovasc Dis. 2015;9(3):77-86.

7) 日本透析医学会統計調査委員会(編):図説 わが国の慢性透析療法の現況 2016年12月31日現在. 日本透析医学会, 2017.

8) van Varik BJ, Rennenberg RJ, Reutelingsperger CP, et al:Mechanisms of arterial remodeling:lessons from genetic

diseases. Front Genet. 2012;3:290.

9) Griffin KA:Hypertensive Kidney Injury and the Progression of Chronic Kidney Disease. Hypertension. 2017;70(4):687-94.

10) Christensen PK, Hansen HP, Parving HH:Impaired autoregulation of GFR in hypertensive non-insulin dependent diabetic patients. Kidney Int. 1997;52(5):1369-74.

11) Christensen PK, Hommel EE, Clausen P, et al:Impaired autoregulation of the glomerular filtration rate in patients with nondiabetic nephropathies. Kidney Int. 1999;56(4):1517-23.

12) 日本高血圧学会高血圧治療ガイドライン作成委員会（編）:高血圧治療ガイドライン2014. ライフサイエンス出版, 2014.

13) Lane DA, Lip GY, Beevers DG:Improving survival of malignant hypertension patients over 40 years. Am J Hypertens. 2009; 22(11):1199-204.

14) 星 佐弥子, 山口 裕, 佐中 孜, 他:悪性腎硬化症の臨床病理学的検討. 日腎会誌. 2008;50(4):488-98.

11 腎硬化症と治療（高血圧を中心として）

涌井広道，田村功一

高血圧の治療が不可欠

腎硬化症は高血圧の持続の結果生じた糸球体硬化，腎組織の線維化に基づく病態である。したがって，腎硬化症の根本的原因である高血圧を治療することは，腎硬化症の進行およびCVD（心血管疾患）合併の抑制の上で重要である。本項では，腎硬化症の治療について高血圧を中心に述べる。

腎硬化症の降圧目標

「エビデンスに基づくCKD診療ガイドライン2018」および「高血圧治療ガイドライン2014」によると，腎硬化症の降圧目標は蛋白尿合併の有無に応じて推奨されている（表1）[1)2)]。

腎硬化症における降圧について，特に蛋白尿A1区分では収縮期血圧120mmHg未満への厳格な降圧はAKIのリスクがあるため行わないこと，降圧目標は140/90mmHg未満とすることを提案している。

腎硬化症患者を対象としたAASK研究の「RCT（ランダム比較試験）期間」の本研究では，蛋白尿合併症例（尿蛋白/Cr比＞0.22，尿蛋白＞300mg/dayに相当）では，厳格降圧群〔目標血圧125/75mmHg未満（平均動脈圧92mmHg未満）〕と通常降圧群〔目標血圧140/90mmHg未満（平均動脈圧107mmHg未満）〕とで腎機能低下速度，腎代替療法を必要とする末期腎不全発症，総死亡のい

表1 ● 腎硬化症の降圧目標と推奨グレード

腎硬化症の降圧目標

特に蛋白尿A1区分では収縮期血圧120mmHg未満への厳格な降圧は，AKIのリスクがあるため行わないよう提案。降圧目標としては，140/90mmHg未満への降圧を提案（推奨グレード：C2）

（腎硬化症の第一選択薬）

A1区分ではACE阻害薬，ARB，Ca拮抗薬，サイアザイド系利尿薬を使用。A2，3区分ではACE阻害薬，ARBを使用する（推奨グレード：B1）。ただし，CKDステージG4，5ではACE阻害薬，ARBによる腎機能悪化や高K血症に十分注意し，これらの副作用出現時には速やかに減量・中止し（推奨グレード：B1），Ca拮抗薬へ変更することを推奨する（推奨グレード：C1）。また，75歳以上の高齢者のCKDステージG4，5では，脱水や虚血に対する脆弱性を考慮し，Ca拮抗薬を推奨する（推奨グレード：C1）。

（文献1をもとに作成）

ずれも有意差がつかず[3]，CVDの合併症発症でも差は認められなかった[4]。しかし，その後の「コホート期間」の解析であるAASK Extension研究では，蛋白尿合併症例では厳格降圧群のほうが通常降圧群よりも腎機能低下速度，腎代替療法を必要とする末期腎不全発症，総死亡のいずれでも優位性が認められたが，蛋白尿非合併例では厳格降圧群と通常降圧群に対する優位性は認められなかった[5]。このAASK研究にMDRD研究，REIN-2研究を加えた糖尿病非合併CKD（慢性腎臓病）の解析でも，蛋白尿合併群における厳格降圧群での優位性の可能性と，蛋白尿非合併群では厳格・通常降圧群での差がみられないという結果は，AASK研究単独の解析と同様であった[6]。さらにAASK試験開始から12年間の追跡を進めた報告では，eGFR（推算糸球体濾過量）の改善が続いている群が存在し，ベースラインの蛋白尿が少なかったことと厳格降圧群に割り付けられていたことが関連していた[7]。また，eGFR 30mL/min/1.73m^{2}未満のCKDを対象としたKEEP観察研究では，収縮期血圧で130〜140mmHgで最もESRD（末期腎不全）の発症

が少なかった[8]。以上より，CKD進行抑制の観点からは少なくとも140/90mmHg未満を維持することが推奨される（推奨グレードA）。一方，AASKやMDRDのサブ解析や本試験終了後の追跡研究では，蛋白尿を有する症例でのみ厳格な降圧により腎機能低下の抑制が認められた[5)6)8)9]。また，蛋白尿を有する患者で厳格な降圧が腎機能低下の抑制に有効であることは11の無作為試験のメタアナリシスでも示された[10]。

　CKD患者のCVD発症と血圧レベルの関係を検討した日本の観察研究では，高血圧群に比較して正常高値群，正常血圧群と，血圧レベルの低下に伴ってCVDの発症が低かった[11]。eGFR 15～60mL/min/1.73m^{2}のCKD患者を対象として分析したARICとCHS研究では脳卒中リスクは収縮期血圧120～129mmHgで最も低く，120mmHg未満でも130mmHg以上でもリスクは上昇していた[12]。一方，PROGRESSではCKD（eGFRのみで定義）のサブ解析で，ベースラインの血圧に関わりなく，達成された降圧レベルの低いほど脳卒中の再発が抑制されていた[13]。また，CASE-Jのサブ解析ではCVDは130/80mmHg未満に管理された症例で最も少なかった。これらの成績はすべて観察研究またはサブ解析であり，高いエビデンスレベルではない。しかし，日本人には脳卒中が多いこと，蛋白尿は腎機能の低下とは独立した脳卒中の危険因子であることを考慮し[14]，蛋白尿のある場合（A2，A3区分）は，腎保護とCVD抑制の観点から130/80mmHg未満が降圧目標として推奨される（推奨グレードC1）。

腎硬化症における高血圧治療の第一選択薬

　「エビデンスに基づくCKD診療ガイドライン2018」および「高血圧治療ガイドライン2014」によると，腎硬化症の降圧薬の選

択は，蛋白尿の有無によって異なる[1)2)]。蛋白尿のある場合（A2，A3区分）は，RA（レニン・アンジオテンシン）系（RAS）阻害薬が第一選択薬である（**表1**）。

1) RA系阻害薬

蛋白尿は糸球体や血管の障害の指標となるだけでなく，蛋白尿それ自体が腎機能を悪化させると考えられている。蛋白尿のある例では特に臓器保護効果が期待されるため，RA系阻害薬は第一選択となる。尿蛋白排泄量を十分に減少させるためには，血圧の厳格な管理とともに，ACE（アンジオテンシン変換酵素）阻害薬やARB（アンジオテンシンII受容体拮抗薬）の用量を調節することが必要である。AASK試験の全体解析では，降圧療法による尿蛋白量低下の程度が腎機能障害の進行を規定する独立した因子であり，蛋白尿を有する群では，ACE阻害薬（ラミプリル）投与群ではCa拮抗薬（アムロジピン）投与群やβ遮断薬（メトプロロール）投与群よりも腎機能障害の進行が抑制された。よってAASK試験の結果としては，A2，A3区分の場合にはACE阻害薬が腎機能障害の進行抑制に優れており，A2，A3区分の腎硬化症においては第一選択薬としてRA系阻害薬が推奨される[15)]。

しかし蛋白尿を認めない腎硬化症では，Ca拮抗薬投与群やβ遮断薬投与群に対し，ACE阻害薬の優位性は証明されなかった[15)]。またAASK試験の患者を2002～2007年の間，追跡コホート研究を行った結果，RA系の抑制を継続しても腎機能障害は進展しており[16)]，厳格な降圧の意義を検討したその続報でも，転帰の改善は尿蛋白群でのみ認められた[5)]。以上の傾向は，腎硬化症に限定しない大規模臨床試験（ALLHATサブ解析，LIFEサブ解析，TRANSCENDサブ解析）でも同様である。よって，蛋白尿のある腎硬化症患者（A2，A3区分）では，RA系阻害薬は第一選択薬として推奨される

が，蛋白尿のない腎硬化症患者（A1区分）では，RA系阻害薬の優位性はない。

　RA系阻害薬はすべてのステージのCKD患者に投与可能であるが，高齢者やGFR（糸球体濾過量）30mL/min/1.73m^{2}未満のCKD患者では急速な腎機能の悪化や高カリウム血症がみられることがあるので，少量から開始し，腎機能や血清K値を緊密にモニターする。通常，RA系阻害薬の降圧効果は緩徐であり，投与後に急速に降圧がみられることは少ない。急激な降圧がみられる場合は，脱水，極端な減塩，利尿薬の過剰投与，腎動脈狭窄などの原因が考えられる。急激な降圧を発見するためには家庭血圧の測定が有効である。投与直後から過剰な降圧（収縮期血圧で30mmHg以上）がみられたときには，その原因を考察し専門医への紹介も考慮する。RA系阻害薬は全身血圧を降下させるとともに，輸出細動脈を拡張させて糸球体高血圧/糸球体過剰濾過を是正するため，GFRが低下する場合がある。しかし，この低下は腎組織障害の進展を示すものではなく，投与を中止すればGFRが元の値に戻ることからも機能的変化である[17]。投与初期に腎機能が軽度低下した例で，むしろそれ以降の腎機能は長期間にわたって保持されるという報告もあるので，血清クレアチニン（sSr）値の上昇が軽度（GFRの低下が30%未満）にとどまる場合は慎重に経過を観察してもよい。腎機能の低下は通常投与後数日で明らかになるので，投与前と投与後2週間（できれば1週間）以内にsSr値を測定する。腎機能の悪化がみられたときには，両側腎動脈狭窄などの原因を検索する。また，血清K値が上昇することもあるが，その対策としては，利尿薬の併用，重炭酸ナトリウムの投与などが挙げられる。非ステロイド性抗炎症薬（NSAIDs）は腎機能を悪化させ血清K値を上昇させるので，投与は避ける。また，一部を除きACE阻害薬は腎排泄性なので，腎機能低下例では用量調節が必要である。一方，ARBは胆汁排泄性であるため用量

の調節の必要性は少ない。

2) Ca拮抗薬

　Ca拮抗薬は腎硬化症における降圧薬として推奨される。Ca拮抗薬は，AASK試験において，「RCT期間」(1995〜1998年) の3群に割り付けが行われたうちの1群であり，また，「コホート期間」(2002〜2007年) においても，ランダムに割り付けられた治療からラミプリルもしくはARBへ変更され，それらの高用量で降圧目標が達成できない場合に追加が行われた薬剤のひとつである[3)〜5)16)18)19)]。

　「RCT期間」において，腎機能障害の進行抑制の結果が示されており，特に蛋白尿を認めない群では，ACE阻害薬に劣らぬ良好な結果が得られている[3)15)18)]。「コホート期間」においても，通常降圧群，厳格降圧群ともに同等の予後の改善が得られている[5)6)16)]。

　また，高齢者を対象としたOSCAR試験のCKDサブ解析では，ARBとCa拮抗薬の併用は，ARBの増量と比較して降圧効果も大きく，CVDの発症が少なかった[20)]。各Ca拮抗薬は多様な特徴を有しており，一部の臨床試験ではCa拮抗薬がACE阻害薬と同等の尿蛋白減少効果を有すると報告されている[21)〜23)]。以上より，Ca拮抗薬は，腎硬化症における高血圧治療薬として推奨されるに十分な根拠がある。

3) 利尿薬

　利尿薬は腎硬化症における降圧薬として推奨される。利尿薬は，AASK試験において，「RCT期間」での比較検討は行われていないが，「コホート期間」において，RA系阻害薬へ変更後，降圧目標が達成できない場合フロセミドが追加薬として投与され，予後改善に寄与した可能性が高い[5)6)16)]。AASK試験よりは小規模な試験になるが，多剤併用のひとつとして使用され，腎機能障害進行抑制の報告

もある[24]。CKDのステージが進行して体液管理が困難となるケースには利尿薬は特に有用である。よって，利尿薬は，腎硬化症における高血圧治療薬として推奨される可能性が高いと判断される。

4）テーラーメイド降圧治療

腎硬化症においては，他のCKDより高齢者の割合が高いが，動脈硬化性腎動脈狭窄症の合併も高率であることが予想される。画像診断を行わない限り，動脈硬化性腎動脈狭窄症に基づく虚血性腎症と腎硬化症の鑑別は困難であり，特にRA系阻害薬の使用には注意を要する。緩徐な降圧目標，降圧速度の設定や，処方後のsCr値，血清K値などのフォローが重要である。

▌第一選択薬として推奨されるのはRA系阻害薬

蛋白尿のある腎硬化症（A2，A3区分）では，RA系阻害薬が第一選択薬として推奨される。一方，蛋白尿のない腎硬化症（A1区分）では，RA系阻害薬のほかにCa拮抗薬や利尿薬も第一選択薬として推奨される。なお，糖尿病合併腎硬化症では，A1区分であっても第一選択薬としてRA系阻害薬が推奨される。

● 文 献 ─────────────────────────

1) 日本腎臓学会（編）：エビデンスに基づくCKD診療ガイドライン2018. 東京医学社, 2018.

2) 日本高血圧学会高血圧治療ガイドライン作成委員会（編）：高血圧治療ガイドライン2014. ライフサイエンス出版, 2014.

3) African American Study of Kidney Disease and Hypertension Study Group：Effect of blood pressure lowering and antihypertensive drug class on progression of hypertensive kidney disease：results

from the AASK trial. JAMA. 2002;288(19):2421-31.

4) African American Study of Kidney Disease and Hypertension Study Group:Cardiovascular outcomes in the African American Study of Kidney Disease and Hypertension (AASK) Trial. Am J Kidney Dis. 2006;48(5):739-51.

5) African American Study of Kidney Disease and Hypertension Collaborative Research Group:Intensive blood-pressure control in hypertensive chronic kidney disease. N Engl J Med. 2010;363(10):918-29.

6) Upadhyay A, Earley A, Haynes SM, et al:Systematic review:blood pressure target in chronic kidney disease and proteinuria as an effect modifier. Ann Intern Med. 2011;154(8):541-8.

7) African American Study of Kidney Disease and Hypertension Group:Kidney function can improve in patients with hypertensive CKD. J Am Soc Nephrol. 2012;23(4):706-13.

8) KEEP Investigators:Blood pressure components and end-stage renal disease in persons with chronic kidney disease: the Kidney Early Evaluation Program (KEEP). Arch Intern Med. 2012;172(1):41-7.

9) Sarnak MJ, Greene T, Wang X, et al:The effect of a lower target blood pressure on the progression of kidney disease:long-term follow-up of the modification of diet in renal disease study. Ann Intern Med. 2005;142(5):342-51.

10) Lv J, Ehteshami P, Sarnak MJ, et al:Effects of intensive blood pressure lowering on the progression of chronic kidney disease:a systematic review and meta-analysis. CMAJ. 2013;185(11):949-57.

11) Japan Arteriosclerosis Longitudinal Study Group:Impact of kidney disease and blood pressure on the development of cardiovascular

disease:an overview from the Japan Arteriosclerosis Longitudinal Study. Circulation. 2008;118(25):2694-701.

12) Weiner DE, Tighiouart H, Levey AS, et al:Lowest systolic blood pressure is associated with stroke in stages 3 to 4 chronic kidney disease. J Am Soc Nephrol. 2007;18(3):960-6.

13) PROGRESS Collaborative Group:Lower blood pressure and risk of recurrent stroke in patients with chronic kidney disease:PROGRESS trial. Kidney Int. 2008;73(8):963-70.

14) Ninomiya T, Perkovic V, Verdon C, et al:Proteinuria and stroke:a meta-analysis of cohort studies. Am J Kidney Dis. 2009;53(3):417-25.

15) African American Study of Kidney Disease and Hypertension Study Group:Effect of ramipril vs amlodipine on renal outcomes in hypertensive nephrosclerosis:a randomized controlled trial. 2001;285(21):2719-28.

16) African American Study of Kidney Disease and Hypertension Collaborative Research Group:Long-term effects of renin-angiotensin system-blocking therapy and a low blood pressure goal on progression of hypertensive chronic kidney disease in African Americans. Arch Intern Med. 2008;168(8):832-9.

17) Keane WF, Eknoyan G:Proteinuria, albuminuria, risk, assessment, detection, elimination (PARADE):a position paper of the National Kidney Foundation. Am J Kidney Dis. 1999;33(5):1004-10.

18) African American Study of Kidney Disease and Hypertension Study Group Investigators:Blood pressure control, drug therapy, and kidney disease. Hypertension. 2005;46(1):44-50.

19) Lea J, Greene T, Hebert L, et al:The relationship between magnitude of proteinuria reduction and risk of end-stage renal

disease:results of the African American study of kidney disease and hypertension. Arch Intern Med. 2005;165(8):947-53.

20) Kim-Mitsuyama S, Ogawa H, Matsui K, et al:An angiotensin II receptor blocker-calcium channel blocker combination prevents cardiovascular events in elderly high-risk hypertensive patients with chronic kidney disease better than high-dose angiotensin II receptor blockade alone. Kidney Int. 2013;83(1):167-76.

21) J-MIND Study Group:Nifedipine and enalapril equally reduce the progression of nephropathy in hypertensive type 2 diabetics. Diabetes Res Clin Pract. 2001;54(3):191-201.

22) Hayashi K, Kumagai H, Saruta T:Effect of efonidipine and ACE inhibitors on proteinuria in human hypertension with renal impairment. Am J Hypertens. 2003;16(2):116-22.

23) Katayama K, Nomura S, Ishikawa H, et al:Comparison between valsartan and valsartan plus cilnidipine in type II diabetics with normo- and microalbuminuria. Kidney Int. 2006;70(1):151-6.

24) Toto RD, Mitchell HC, Smith RD, et al:"Strict" blood pressure control and progression of renal disease in hypertensive nephrosclerosis. Kidney Int. 1995;48(3):851-9.

12 透析導入の判断と維持（血液透析，腹膜透析）

橋本整司，重松 隆

日本での透析導入の現況と腎硬化症

日本における透析療法に関しては，日本透析医学会が行っている年末統計調査において知ることができる[1)2)]。透析導入に至る原疾患は，1998年に糖尿病腎症が慢性糸球体腎炎を抜いて1位となり，その後も増加の一途をたどっていたが，近年はほぼ横ばいで推移している。また原疾患第3位は腎硬化症であるが，一貫して増加傾向にあり，1985年には3.5％であったものが，2016年には14.2％となっている。減少し続ける慢性糸球体腎炎との差は年々小さくなっており，近い将来，腎硬化症が2位となる可能性さえも指摘できる（図1）。

年末の全透析患者数においても，腎硬化症は増え続けている（図2）。腎硬化症が増加し続ける要因のひとつが高齢化である。腎硬化症は高齢者に多く認められて有病率が高いと報告されており[3)]，加齢はひとつのリスク因子とも考えられているためである[4)]。

透析導入患者全体の平均年齢は，1985年末には54.4歳であったものが，2016年末には69.4歳となっている。2016年の各疾患別の透析導入平均年齢をみると，慢性糸球体腎炎の69.7歳，糖尿病腎症の67.3歳に比較して，腎硬化症は75.1歳と高齢化を牽引している[1)2)]。透析導入主要原疾患の中でも平均年齢は常に腎硬化症が第1位である。しかし，近年では他疾患でも高齢化の傾向が伺われる（図3）。また，腎硬化症導入患者，なかでも2016年末には60.6％が75歳以上であり，これら高齢者は多くの併存疾患や合併

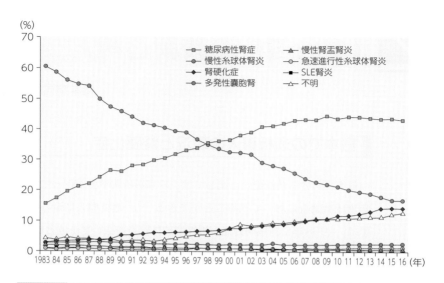

年	1983	1984	1985	1986	1987	1988	1989	1990	1991	1992	1993	1994	1995	1996	1997	1998	1999
糖尿病性腎症	15.6	17.4	19.6	21.3	22.1	24.3	26.5	26.2	28.1	28.4	29.9	30.7	31.9	33.1	33.9	35.7	36.2
慢性糸球体腎炎	60.5	58.7	56.0	54.8	54.2	49.9	47.4	46.1	44.2	42.2	41.4	40.5	39.4	38.9	36.6	35.0	33.6
腎硬化症	3.0	3.3	3.5	3.7	3.9	3.9	4.1	5.4	5.5	5.9	6.2	6.1	6.3	6.4	6.8	6.7	7.0
多発性囊胞腎	2.8	2.8	3.1	2.9	3.2	3.1	3.1	2.9	3.0	2.7	2.6	2.5	2.4	2.5	2.4	2.4	2.2
慢性腎盂腎炎	2.4	2.2	2.1	2.0	1.8	1.8	1.5	1.5	1.7	1.6	1.1	1.4	1.2	1.1	1.1	1.1	1.1
急速進行性糸球体腎炎	0.9	0.7	0.9	1.0	0.8	0.9	0.8	0.7	0.6	0.7	0.8	0.8	0.8	1.1	0.9	0.9	
SLE腎炎	1.1	1.1	1.1	1.2	0.9	0.9	1.1	1.1	1.0	1.4	1.3	1.3	1.0	1.1	1.2		
不明	4.4	4.0	4.8	4.2	4.1	3.8	4.0	3.3	3.7	3.7	3.3	3.9	4.5	5.0	5.5	5.6	6.1

年	2000	2001	2002	2003	2004	2005	2006	2007	2008	2009	2010	2011	2012	2013	2014	2015	2016
糖尿病性腎症	36.6	38.1	39.1	41.0	41.3	42.0	42.9	43.4	43.3	44.5	43.6	44.3	44.2	43.8	43.5	43.7	43.2
慢性糸球体腎炎	32.5	32.4	31.9	29.1	28.1	27.4	25.6	23.8	22.8	21.9	21.0	20.2	19.4	18.8	17.8	16.9	16.6
腎硬化症	7.6	7.6	7.8	8.5	8.8	9.0	9.4	10.0	10.6	10.7	11.7	11.8	12.3	13.1	14.2	14.2	14.2
多発性囊胞腎	2.4	2.3	2.4	2.3	2.7	2.3	2.4	2.3	2.5	2.3	2.4	2.5	2.5	2.5	2.7	2.6	2.6
慢性腎盂腎炎	1.0	1.1	0.9	1.0	0.9	1.0	0.8	0.8	0.7	0.8	0.8	0.7	0.8	0.8	0.7	0.7	0.7
急速進行性糸球体腎炎	1.0	1.0	1.1	1.2	1.1	1.1	1.2	1.3	1.2	1.2	1.2	1.3	1.3	1.4	1.4	1.3	1.3
SLE腎炎	0.9	1.0	0.9	0.7	0.8	0.8	0.8	0.8	0.8	0.8	0.7	0.7	0.7	0.7	0.7	0.7	0.6
不明	7.6	9.0	8.4	8.8	9.3	9.5	9.9	10.2	10.6	10.7	10.7	10.9	11.0	11.3	11.3	12.2	12.8

患者調査による集計（表中の数値は%）

図1 ● 慢性透析療法導入患者の主要原疾患の割合推移 （文献2より引用）

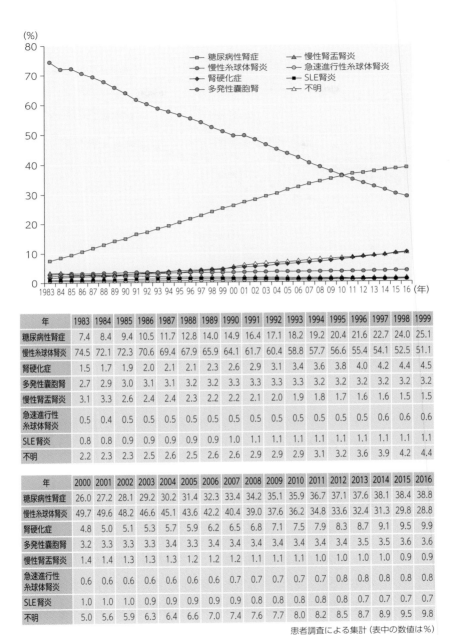

年	1983	1984	1985	1986	1987	1988	1989	1990	1991	1992	1993	1994	1995	1996	1997	1998	1999
糖尿病性腎症	7.4	8.4	9.4	10.5	11.7	12.8	14.0	14.9	16.4	17.1	18.2	19.2	20.4	21.6	22.7	24.0	25.1
慢性糸球体腎炎	74.5	72.1	72.3	70.6	69.4	67.9	65.9	64.1	61.7	60.4	58.8	57.7	56.6	55.4	54.1	52.5	51.1
腎硬化症	1.5	1.7	1.9	2.0	2.1	2.1	2.3	2.6	2.9	3.1	3.4	3.6	3.8	4.0	4.2	4.4	4.5
多発性嚢胞腎	2.7	2.9	3.0	3.1	3.1	3.2	3.2	3.3	3.3	3.3	3.3	3.2	3.2	3.2	3.2	3.2	3.2
慢性腎盂腎炎	3.1	3.3	2.6	2.4	2.4	2.3	2.2	2.2	2.1	2.0	1.9	1.8	1.7	1.6	1.6	1.5	1.5
急速進行性糸球体腎炎	0.5	0.4	0.5	0.5	0.5	0.5	0.5	0.5	0.5	0.5	0.5	0.5	0.5	0.5	0.6	0.6	0.6
SLE腎炎	0.8	0.8	0.9	0.9	0.9	0.9	0.9	1.0	1.1	1.1	1.1	1.1	1.1	1.1	1.1	1.1	1.1
不明	2.2	2.3	2.3	2.5	2.6	2.5	2.6	2.6	2.9	2.9	2.9	3.1	3.2	3.6	3.9	4.2	4.4

年	2000	2001	2002	2003	2004	2005	2006	2007	2008	2009	2010	2011	2012	2013	2014	2015	2016
糖尿病性腎症	26.0	27.2	28.1	29.2	30.2	31.4	32.3	33.4	34.2	35.1	35.9	36.7	37.1	37.6	38.1	38.4	38.8
慢性糸球体腎炎	49.7	49.6	48.2	46.6	45.1	43.6	42.2	40.4	39.0	37.6	36.2	34.8	33.6	32.4	31.3	29.8	28.8
腎硬化症	4.8	5.0	5.1	5.3	5.7	5.9	6.2	6.5	6.8	7.1	7.5	7.9	8.3	8.7	9.1	9.5	9.9
多発性嚢胞腎	3.2	3.3	3.3	3.3	3.4	3.3	3.4	3.4	3.4	3.4	3.4	3.4	3.5	3.5	3.6	3.6	3.6
慢性腎盂腎炎	1.4	1.4	1.3	1.3	1.3	1.2	1.2	1.2	1.1	1.1	1.1	1.0	1.0	1.0	1.0	0.9	0.9
急速進行性糸球体腎炎	0.6	0.6	0.6	0.6	0.6	0.6	0.6	0.7	0.7	0.7	0.7	0.7	0.8	0.8	0.8	0.8	0.8
SLE腎炎	1.0	1.0	1.0	0.9	0.9	0.9	0.9	0.8	0.8	0.8	0.8	0.7	0.7	0.7	0.7	0.7	0.7
不明	5.0	5.6	5.9	6.3	6.4	6.6	7.0	7.4	7.6	7.7	8.0	8.2	8.5	8.7	8.9	9.5	9.8

患者調査による集計（表中の数値は%）

図2 ● 慢性透析療法を導入した年末患者の主要原疾患の割合推移 (文献2より引用)

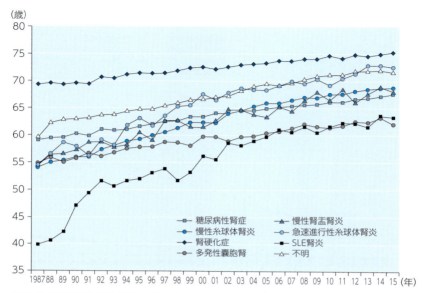

図3 ● 慢性透析療法導入患者の主要原疾患の平均年齢推移
2015年での各疾患の平均年齢は次のとおり。
糖尿病性腎症 67.3歳，慢性糸球体腎炎 68.8歳，腎硬化症 75.3歳，多発性嚢胞腎 62.5歳，慢性腎盂腎炎 67.6歳，急速進行性糸球体腎炎 73.5歳，SLE腎炎 63.8歳，不明 72.0歳。

(文献1より引用)

症を有しているケースも多く，導入期のみだけなく透析継続にも難渋することも多い。

透析導入の判断

日本での透析導入時期の判断は，「平成3年度厚生科学研究：腎不全医療研究事業研究報告書」による慢性維持透析療法の導入基準が使用されてきた。すなわち，保存的治療では改善できない慢性腎機能障害，臨床症状，日常生活能力の障害を呈し，前記の3項目を点数化しその合計点数が原則として，60点以上になったときに長期透析療法への導入適応とされた[5]。この基準は身体障害者の認定

基準などに現在も活用されているが，2013年に日本透析医学会より「維持血液透析ガイドライン」が作成された[6]。

　その背景となった事柄は，同ガイドラインの序文（血液透析導入）に記されている通り，「透析導入患者の平均年齢が65歳を超え，糖尿病性腎症や腎硬化症などの全身性血管合併症をもつ頻度の高い原疾患の透析導入患者が50％を超えるなど，透析導入患者の現況は大きく変貌を遂げた」ことが主たる理由とされている。まさに糖尿病腎症に加え，腎硬化症と高齢化がガイドライン制定の一因となったと考えられる。これに加えて，当時は現在では慢性腎臓病（CKD）患者では当たり前の赤血球造血刺激因子製剤（erythropoiesis stimulating agent；ESA）治療が行われておらず，かなり現在の医療事情とは異なることが考えられる。同ガイドライン（血液透析導入）では「透析導入時期の判断は，十分な保存的治療を行っても進行性に腎機能の悪化を認め，GFR＜15mL/min/1.73m^{2}になった時点で必要性が生じてくる（1D）。ただし実際の血液透析の導入は，腎不全症候，日常生活の活動性，栄養状態を総合的に判断し，それらが透析療法以外に回避できないときに決定する（1D）」と表記されている。本項目の推奨度は1（強）であるが，エビデンスレベルはD（最も低い）とされ，エビデンスの構築の難しさも指摘できる。

　ガイドライン上は，導入原疾患別の導入時期や導入基準に関しての記載はない。一般的にはネフローゼを呈する疾患では，その浮腫をはじめとする水分管理の必要性から導入時期が左右されることがあると考えられる。しかし，蛋白尿の程度が一般的に低い腎硬化症ではネフローゼを呈することは稀と考えられる。ただし，腎硬化症では前述の通り高齢者が多く，この点が問題になることが多いものと考えられる。しかしながら，同ガイドラインの中では，高齢者における透析導入時期についても特別な基準の明示などはない。

日本透析医学会の導入時調査で血清クレアチニン（sCr）値が調査されたのは最新で2007年である。その調査によると，45〜59歳の導入患者における導入時sCr値の平均値は9.40であるのに対して，75〜89歳の同値は7.23で，90歳以上に至っては6.33であった[7]。一見，高齢者が若年者より早い段階で透析導入されているようにも見受けられる。しかし多くの高齢者は筋肉量の低下を認め，正確な腎機能よりsCr値は過小な値となっているケースが多いと推測できる。ゆえに高齢者では，sCr値だけではなく正確な腎機能の把握と総合的な判断が必要と考えられる。また，高齢者は脳血管疾患，心血管疾患，骨関節疾患などの多くの合併症を有し，特に心機能がその導入時期を左右することは経験上しばしばある。さらに高齢者は身体能力やADL（activities of daily living）が低下している症例が多く，ことに認知機能が問題になることも多い。これらの要因が透析導入時期を判断する要素となる。

　なお，透析導入に関しては，早期透析導入がその後の予後に影響するかどうかの前向きランダム化他施設共同試験が多大な労力を費やして行われたが，両者には統計学的な有意差を認められなかった[8]。なお，この試験における平均年齢は60.4歳であったが，高齢者の早期導入が予後を改善させるかどうかのエビデンスも同時に乏しい。また，高齢者が透析導入によりADLや認知機能が改善したとのエビデンスも同様に乏しいため，総合的に判断して症例ごとに透析導入を判断せざるをえない。

腎代替療法の選択

　腎代替療法は，血液透析，腹膜透析，腎移植の3つの選択肢がある。

　腎移植は最も生理的で，長期的には費用も安く，代替療法の中で

はある意味理想的な治療法であるが，移植医療の問題点は年齢とドナーの確保が挙げられる。移植は血縁者（もしくは非血縁者）から提供を受ける「生体腎移植」と，脳死や心臓死になった方から提供を受ける「献腎移植」の2種類がある。前述の通り腎硬化症により腎不全に至る患者のほとんどは75歳以上であり，日本移植学会の倫理指針では，一応の手術の目安は70歳とされている[9]。ただし，実際には70歳以上でも術者の判断で移植手術が行われることがあり，個々の症例により判断されているのが実情である。さらに献腎移植は登録してから，実際に移植手術を受けるまでの平均待機時間は平均5,317.4日であり[10]，高齢者では待機している間に年齢が大きく超えてしまうのみならず，死亡する可能性すらある。生体腎移植においても同様に提供ドナーと年齢の問題がついてまわる。

　現実的な選択としては，実際には血液透析（HD）か腹膜透析（PD）のいずれかを選択することとなる。腎硬化症において，あるいは高齢者において，どちらかが優れているということはないので，両治療法のメリットとデメリットを理解して選ぶべきである（表1）。

　HDは病院で医療者が週3回の診察の上で施行するため，合併症の管理や適正透析などがPDに比べ容易である。その半面，週3回の通院が必要で時間の制約があり，バスキュラーアクセスの問題もある。PDは自宅での施行が可能で，頻回の通院の必要はない。循環動態に対する影響も少なく，残存腎機能も保持しやすい。一方，操作や手技の習得が必要で，腹膜炎やカテーテル感染のリスクがある。本人が操作できない場合は家族や介護者により負担がかかるケースも少なくない。

　日本の実情としては高齢者に限らず，依存性の患者が多いためHDを選択する患者が多く，2015年導入患者で，HD（HDFを含む）を選択した人93.3％に対しPDは5.9％である。高齢者においてはこの傾向はさらに顕著となり，75歳以上の患者では，HD

表1 ● 血液透析と腹膜透析の比較

	血液透析（HD）	腹膜透析（PD）
患者側メリット	・医療者側が施行（ある意味，施設に来るだけでよい） ・週3回の診察を受けられる ・社会との接点ができる	・家庭で治療できる ・治療にかかる時間が少ない ・通院回数が少なくすむ ・バスキュラーアクセス不要 ・循環動態への負担が少ない
患者側デメリット	・治療時間にかかる時間の制約 ・医療機関に週3回通院必要（通院手段確保） ・バスキュラーアクセスが必要 ・循環動態への負担大きい（低血圧などに悩まされる） ・不均衡症候群が起こることがある	・手技の習得が必要 ・家族や介護者へ負担が大きいことがある ・透析機器と物品のスペース必要 ・感染症の問題（腹膜炎など） ・長期の治療ができない（腹膜の働きの低下がある）
医療者側メリット	・合併症の管理が比較的容易 ・適応患者が広い ・透析量や除水量を管理できる	・循環動態が安定 ・残存腎機能が比較的温存される ・治療モードの選択可能（APDなど）
医療者側デメリット	・透析中の血圧低下 ・透析後の回復時間を要することがある ・抗凝固による出血リスク ・バスキュラーアクセスのトラブル ・通院手段の確保	・高齢者では手技などの習得が難しい ・在宅でのPD支援体制は十分でない ・感染症のリスク ・透析不足，除水不足のリスクがある

APD；automated peritoneal dialysis
血液透析における週当たりの透析回数は1〜4回のこともある。

96.0％に対しPD 3.7％である。2016年では，HDでの導入（HDFを含む）93.8％に対しPDは5.3％とその差が開いている。しかし，このことはHDがPDより優れた治療法ということを意味しているものではない。腎硬化症は腎機能の低下速度が緩やかでネフローゼを呈しにくい疾患で，頻回の通院の必要がないPDも十分に選択肢にあがると考えられる。ただ，腎硬化症の多くを占める高齢者は自身のADLの問題やPDの操作の煩雑さを嫌うなどのほか，都市部では送迎つきの透析施設や長期入院に対応する施設などが充実してきており，HDを選択するケースが多いものと考えられる。そもそ

も，HDとPDの比率は国によって大きく異なり，各国による保険制度や政策の違いや国民性に起因すると考えられるからである。ただ2018年4月の診療報酬改定では，かなり積極的なPD誘導策と6時間以上の長時間HD評価が盛り込まれており，今後の展開がどうなるかは注目すべき点であろう。

高齢患者のPDとHDの比較は無作為化比較試験が難しく，観察研究に依存しているため，結論にばらつきはあるものの，多くの研究では予後に大きな差はないとされる[11)12)]。特にこの年齢層で透析様式を選択する際に考慮すべき重要な側面は，生活の質（QOL）であり，この点に関してほとんどの研究はPDとHDの間に有意差がないとされる[12)13)]。

高齢者に対して，現時点でどちらの治療法が優れているかという問いに対する明確な答えはない。身体的・精神的・社会的側面を十分に多角的に検討し，それぞれの治療法のメリット・デメリットを理解した上で，患者本人とその家族と相談しながら，個々の症例において慎重に判断していくことになる。

透析導入の見合わせ

高齢者（に限らないが）においては，透析を導入しないという選択肢は十分にありうる。患者は治療を受ける権利・治療法を選択する権利とともに，受けない権利も有している。患者の意思は最大限に尊重されるべきであるが，日本には尊厳死の法律的規程がなく，積極的に透析導入しないことにより医療者が訴追を受ける危険性がつきまとう。精神疾患や認知症などで患者自身が意思を表明できない場合には問題はさらに複雑である。事実，精神疾患の患者の透析導入を拒否し損害賠償が認められた判決も存在する[14)]。

そのため，日本透析医学会では透析導入の見合わせをする条件

を明文化するため，日本透析医学会血液透析療法ガイドライン作成
ワーキンググループの透析非導入と継続中止を検討するサブグルー
プにより，2014年に「維持血液透析の開始と継続に関する意思決
定プロセスについての提言」がまとめられている[15]。それによると
透析を見合わせる条件として，①維持透析を安全に施行すること
が困難な場合，②患者の全身状況がきわめて不良であり，「維持血
液透析療法の見合わせ」に関して患者自身の意思が明示されている
場合，または家族が患者の意思を推定できる場合の2つが例示され
ている。なお，患者ならびに家族の意思決定プロセスの適切な実施
されていること前提条件である。そして，医療チームが見合わせた
維持血液透析であっても，状況変化に応じて開始/再開されるべき
ことも明示されている。

　最も重要な基本的な点は，患者本人の意思を尊重すべきというこ
とである。治療時点で判断能力がない場合も，本人が記した事前指
示書が存在するときには，患者の希望した治療方針を尊重すること
になる。しかし，実際には事前指示書などはほとんどなく，家族と
医療チームで話し合いを重ねながら合意を得ていく努力が必要であ
る。合意が万一得られない場合は，倫理委員会などを設置するなど
をして，院外の専門家などを交えて意見を求め検討をしていくこと
になる。今後，高齢化のさらなる進展により，透析導入を見合わせ
るという選択肢を検討する機会は，懸念とともに確実に増加する。

▍透析の維持

　腎硬化症で透析導入された後の維持透析において，原疾患に関連
する特別な治療や管理は必要なく，一般的な維持透析患者の管理を
行うことになると考えられる。しかし腎硬化症は高血圧や動脈硬化
を背景とする疾患であり，透析導入後もこれらの疾患の進展には留

意する必要があると考えられる。

　「血液透析患者における心血管合併症の評価と治療に関するガイドライン」では，第1章の「Ⅱ. 動脈硬化」において，「1. 透析患者の心血管死亡リスク評価のためには，古典的危険因子に加え，腎不全特有の危険因子（貧血，炎症・低栄養，ミネラル代謝異常なと）も含めるべきである（1C）」「2. 心血管リスク評価に，動脈壁肥厚度，動脈壁硬化度，血管石灰化なども利用する（委員会意見）」となっている[16]。動脈硬化・血管石灰化の臨床的評価方法を用いながら，問題のある症例においては，CKDにおける心血管リスクに対する古典的・非古典的危険因子を考慮しながら，その是正に勤めることとなる。

　血圧に関しては，至適血圧の設定や高血圧の定義が維持透析患者には難しい現状がある。透析患者は透析による除水前後で血圧の変動が大きい上に，しばしば透析施行中の低血圧も問題となるためである。そのため「血液透析患者における心血管合併症の評価と治療に関するガイドライン」では，第2章の「Ⅰ. 高血圧」において，「透析患者における血圧は，透析室における血圧のみならす家庭血圧を含めて評価すべきである（1B）」となっている[16]。降圧目標に関しても，エビデンスがほとんどないため「2. 心機能低下がない，安定した慢性維持透析患者における降圧目標値は，週初めの透析前血圧で140/90mmHg未満とする（オピニオン）」となっており，ドライウェイト（DW）の適正な設定の重要さを強調している。

　今後ますます高齢化の進展とともに，維持透析患者の透析継続中止を検討せざるをえない機会が増えることも予想される。これは透析導入選択時における見合わせ以上に難しい判断を突きつけられる可能性が高い。透析非導入と継続中止を検討するサブグループによるガイドラインを参考にしながら，「透析導入の見合わせ」の項と同様に慎重に合意形成を行っていく必要がある。その意思決定や合

意の形成は容易でないが，生命の威厳を重視した最善の医療を提供することがますます重要になってくるだろう。

●文献

1) 日本透析医学会統計調査委員会（編）：図説　わが国の慢性透析療法の現況2015年12月31日現在. 日本透析医学会, 2016.

2) 政金正人, 谷口正智, 中井 滋, 他：わが国の慢性透析療法の現況（2016年12月31日現在）. 日透析医学会誌. 2018；51(1)：1-51.

3) Shiraishi N, Kitamura K, Kohda Y, et al：Prevalence and risk factor analysis of nephrosclerosis and ischemic nephropathy in the Japanese general population. Clin Exp Nephrol. 2014；18(3)：461-8.

4) Tracy RE, Velez-Duran M, Heigle T, et al：Two variants of nephrosclerosis separately related to age and blood pressure. Am J Pathol. 1988；131(2)：270-82.

5) 川口良人, 二瓶 宏, 平沢由平, 他：透析導入ガイドラインの作成に関する研究. 平成3年度厚生科学研究：腎不全医療研究事業報告書（班長：三村信英）. 国立佐倉病院. 1992：125-32.

6) 日本透析医学会編集委員会（編）：一般社団法人 日本透析医学会 維持血液透析ガイドライン：血液透析処方. 日透析医学会誌. 2013；46(7)：587-632.

7) 中井 滋, 政金生人, 重松 隆, 他：わが国の慢性透析療法の現況（2007年12月31日現在）. 日透析医学会誌. 2009；42(1)：1-45.

8) IDEAL Study：A randomized, controlled trial of early versus late initiation of dialysis. N Engl J Med. 2010；363(7)：609-19.

9) 生体腎移植ドナーガイドライン策定合同委員会, 他（編）：生体腎移植のドナーガイドライン. 日本移植学会, 日本臨床腎移植学会. 2014.
[http://www.asas.or.jp/jst/pdf/manual/008.pdf]

10) 日本臓器移植ネットワーク：臓器移植について/臓器移植とは？ 腎臓.
[https://www.jotnw.or.jp/transplant/about_kidney.html]

11) Chang YT, Hwang JS, Hung SY, et al:Cost-effectiveness of hemodialysis and peritoneal dialysis: A national cohort study with 14 years follow-up and matched for comorbidities and propensity score. Sci Rep. 2016;6:30266.

12) Segall L, Nistor I, Van Biesen W, et al:Dialysis modality choice in elderly patients with end-stage renal disease:a narrative review of the available evidence. Nephrol Dial Transplant. 2017;32(1):41-9.

13) Iyasere OU, Brown EA, Johansson L, et al:Quality of Life and Physical Function in Older Patients on Dialysis:A Comparison of Assisted Peritoneal Dialysis with Hemodialysis. Clin J Am Soc Nephrol. 2016;11(3):423-30.

14) 有吉玲子:腎臓病と人工透析の現代史—「選択」を強いられる患者たち. 生活書院, 2013.

15) 日本透析医学会血液透析療法ガイドライン作成ワーキンググループ, 透析非導入と継続中止を検討するサブグループ:維持血液透析の開始と継続に関する意思決定プロセスについての提言. 日透析医学会誌. 2014;47(5):269-85.

16) 日本透析医学会編集委員会(編):社団法人 日本透析医学会 血液透析患者における心血管合併症の評価と治療に関するガイドライン. 日透析医学会誌. 2011;44(5):337-425.

13 腎移植の選択：腎硬化症と腎移植

西 慎一

増加するハイリスクレシピエントとマージナルドナー

　腎硬化症とは，主に高血圧による腎内の動脈硬化症により発症した腎障害をさす病態と考えられる。糸球体腎炎，糖尿病性腎症など他の腎疾患は否定される必要がある。しかし，純粋に高血圧のみで発症した腎内の動脈硬化症であることを証明することは容易ではない。なぜなら，加齢，肥満，脂肪異常症，高尿酸血症，軽度の耐糖能異常など生活習慣病も動脈硬化症を悪化させる要因であり，これらの要因がまったく併存しない高血圧症患者も稀である。つまり，腎硬化症という疾患概念は，高血圧臓器障害のひとつであるが，加齢あるいは様々な生活習慣病が複合的に進行に関わる病態とも考えられる。したがって，複数臓器あるいは全身血管系に動脈硬化症が進行していることに注意しなければならない。

　明らかに腎硬化症が原疾患で腎移植を受けるレシピエントは比較的少ない。また，明らかに腎硬化症がある症例が生体腎移植ドナーとなることはない。しかし，近年高齢レシピエント，高齢ドナーも増加しており，どちらにおいても高血圧障害が全身臓器あるいは全身血管系にある程度ダメージを与えている状態で腎移植を受ける症例は増えている。いわゆる，高血圧臓器障害を有するハイリスクレシピエントとマージナルドナーが増加しており，十分に注意をして腎移植を進める必要がある。

レシピエントにおける腎硬化症

　腎硬化症がレシピエントの腎原疾患である割合は，日本移植学会と日本臨床腎移植学会が2014年の実施症例をまとめた「腎移植臨床登録集計報告（2015）」をみると，生体腎移植で3.6％，献腎移植で0.9％ときわめて低い（**表1**）[1]。一般には，糸球体腎炎が腎原疾患のレシピエントが多い。また，最近では少しずつ，糖尿病性腎症が腎原疾患のレシピエントも増加している。このような糖尿病性腎症が腎原疾患の症例においては，腎硬化症が同時に潜んでいる可能性も高い。

　現在，日本透析医学会の臨床統計報告をみると，腎硬化症が原因で透析導入となる症例は2016年度末の統計で14.2％，同じく

表1 ● 2014年腎移植レシピエントの腎原疾患

	生体腎移植		献腎移植	
	n=1,385	％	n=112	％
糸球体腎炎	356	25.7	35	31.3
間質性腎炎	19	1.4	0	0.0
糖尿病性腎症	224	16.2	15	13.4
その他の全身性疾患	236	17.0	16	14.3
自己免疫性疾患	41	3.0	2	1.8
遺伝性疾患	98	7.1	6	5.4
高血圧（腎硬化症）	50	3.6	1	0.9
腎・尿路系疾患	75	5.4	3	2.7
その他	27	1.9	4	3.6
不明	291	21.0	30	26.8
未入力	192	13.9	15	13.4

（文献1をもとに作成）

2016年度末統計で維持透析患者の腎原疾患に占める腎硬化症の割合となると9.9%である[2]。これらの数値からすると，腎硬化症が腎原疾患で透析導入後に腎移植を受けるレシピエントはごく限られていることがわかる。その理由のひとつとして，腎硬化症は高齢者に多く認められる腎原疾患であることが挙げられる。また，最近では先行的腎移植が多くなり，このような形態で腎移植を受ける場合は自己管理も熱心な症例が多く，血圧管理が優れているため腎硬化症は少ないものと考えられる。

腎硬化症レシピエントの移植腎予後

しかし，比較的若年で腎硬化症から透析導入となった症例がレシピエント候補となることも予測される。このような症例では，移植後に十分な血圧管理がなされているかどうかが問題である。

やや古い文献であるが，レシピエントの腎原疾患によるグラフト予後を献腎移植患者で比較した研究がある[3]。糸球体腎炎が原疾患である症例は，3年後のグラフト生着率は男性が91%，女性が94%であった。しかし，2型糖尿病では3年後のグラフト生着率は61%，そして腎硬化症では58%という成績にとどまっていることが報告されている。腎硬化症のレシピエントのグラフト予後は決してよいとは言えないようである。糖尿病性腎症とほぼ同様のグラフト予後成績であることがわかる。

ただし，この研究報告は1990年のものであり，現在の腎移植後成績とはかなり異なる時代の成績である。近年では，グラフト生着率全体は格段に改善されている。したがって，現在の状況で腎硬化症が腎原疾患であるレシピエントのグラフト生着率と言えども，もう少し改善しているものと推測される。

図1は，生体腎移植患者が腎移植前に有している合併症をまとめ

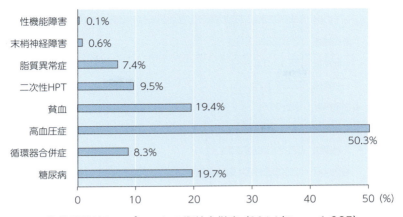

図1 ● 生体腎移植レシピエントの術前合併症（2014年，*n*=1,385）
HPT；副甲状腺機能亢進症　　　　　　　　　　　　　　　（文献1をもとに作成）

たものである。高血圧が最も高く，約半数の症例が合併症として有している。全身血管系の動脈硬化症が進行している症例が多い点が腎レシピエントの特徴である。さらに，透析期間中にいわゆる慢性腎臓病に伴う骨ミネラル代謝異常（CKD-MBD）から石灰化動脈硬化も進行する。移植腎は骨盤内の腸骨動脈と腎動脈を吻合する手術である。高血圧性動脈硬化症あるいは透析に伴うCKD-MBDに由来する石灰化動脈硬化症が進行していると移植手術は大変難しくなる。

ドナーの腎硬化症

　生体腎移植ドナーの術前既往歴に関しては，前述した腎移植臨床登録集計によると，2014年の生体腎移植1,385人のまとめでは，高血圧が最も多く14.2％，そして脂質異常症が次に多く12.7％，糖尿病が3.5％と第3位を占める[1]。いずれも全身の動脈硬化が進行する生活習慣病であり，移植腎にも少なからず動脈硬化が進行し

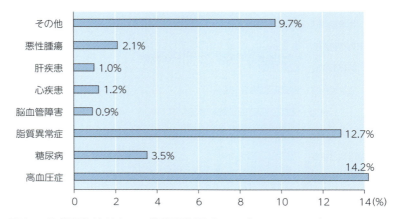

図2 ● 生体腎移植ドナーの術前既往歴（2014年，*n*=1,385）

(文献1をもとに作成)

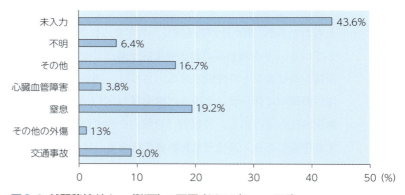

図3 ● 献腎移植ドナー（脳死）の死因（2014年，*n*=78）

(文献1をもとに作成)

ていることが容易に想像される．降圧薬に関しても何らかの薬剤を服用している症例が，高血圧症例の過半数を占める（図2）．

ところが，脳死の献腎ドナー78例の死亡原因をみると，第一死因は窒息で19.2％である．不明症例が多いが，心血管障害による死亡は少なく3.8％である（図3）[1]．献腎移植ドナーの患者背景には，必ずしも高血圧症による心血管系疾患が多いかどうか，この点

表2 ● Remuzziスコア

次の病変の広がりで評価する

1. 糸球体全節性硬化		2. 尿細管萎縮		3. 間質線維化	
0	なし	0	なし	0	なし
1+	＜20%	1+	＜20%	1+	＜20%
2+	20〜50%	2+	20〜50%	2+	20〜50%
3+	＞50%	3+	＞50%	3+	＞50%

4. 小動脈・細動脈狭小化

病変か巣状であれば，最も高度な病変グレードを採用する
0　　なし
1+　壁肥厚が血管直径未満である
2+　壁肥厚が血管直径と同じかそれ以上である
3+　壁肥厚が血管直径を超え，かつ内腔の狭小化または閉塞がある

最終スコア

0から12まで合計スコア化
0〜3　　mild　　　　単腎移植
4〜6　　moderate　　2腎移植
7〜12　severe　　　移植回避
（最低でも25個の糸球体は評価する）

（文献4をもとに作成）

は不明である。脳死あるいは心臓停止後の臓器提供数が少ない日本では，ドナーにある程度腎硬化症と診断される症例が含まれていることは否定できない。しかし，その正確な割合もやはり不明である。

　海外では献腎移植数が多い。生前の病態によっては，腎組織が高度の障害を受けている場合もある。その場合，2腎同時移植を行うか，あるいは腎移植を断念する。いかにも献腎移植数が豊富な海外の移植状況である。Remuzziスコアと呼ばれる献腎移植組織の評価基準がある[4]。この基準の中には，糸球体全節性硬化，尿細管萎縮，間質線維化に加えて動脈硬化所見が含まれている（表2）。Remuzziスコアが高い場合は，腎移植をあきらめ，中等度の場合は2腎同時移植を選択するための組織学的指標とされている。腎内

の動脈硬化が進行し，他の組織所見も進行している症例は，移植後のグラフト生着率が良くないため，このような判定基準が用いられていると考えられる。

■ ドナーの腎内動脈硬化症と移植腎予後

　ドナー腎内の動脈硬化の程度とレシピエント移植腎の予後を検討した論文がある。Wangらは，同様の評価をしている複数の論文をまとめてメタ解析をしている[5]。その結果では，移植腎喪失（graft failure）と動脈硬化度の関係を示す論文はなかったが，移植腎機能発現遅延（delayed graft function；DGF）と関連性を示す論文が認められたと報告している。腎内動脈の硬化は，小動脈硬化（arteriosclerosis；AS）と細動脈硝子化（arteriolohyalinosis；AH）に分けて評価されている。Cockfieldら[6]とMatignonら[7]の研究では，ASではなくAHのスコアが高い（動脈硬化が進行している）こととDGFとの間に有意な関連が認められたと結論づけている。同じ腎内動脈硬化でも，AHのほうがより高血圧障害を反映し，輸入細動脈の動脈硬化により糸球体濾過量が低下しやすい可能性を示唆しているのかもしれない。また，腎移植後にはカルシニューリン阻害薬を使用するが，動脈による血管攣縮が発生しやすいのが輸入細動脈であり，AHが進行している症例はより容易にDGFを発症する可能性が考えられる。

　また，移植後糸球体濾過量（GFR）とASあるいはAHスコアを検討した研究では，結果はまちまちである[8]。ASあるいはAHと関連したとする研究と，ASあるいはAHと移植後GFRとの間に関連性はないとする研究に分かれる。むしろ，腎尿細管萎縮が移植後GFRと関連性が高いとする報告が多く，腎内動脈硬化より後者のほうが移植後腎機能を規定する要因として重要と考えられる。

日本においても同様に，生体腎移植ドナーの移植時動脈硬化病変と移植後腎機能との関連を臨床病理学的に評価した研究がある。Sofueらの研究では，腎内の大型血管の動脈硬化である内膜線維性肥厚 (elastofibrosis) は，腎移植レシピエントの腎予後，生命予後には影響する因子ではなかった[9]。しかし，多変量解析の結果，移植後3カ月あるいは1年後の糸球体濾過量は，内膜線維性肥厚が認められたドナーからの移植例で低い傾向が認められたと報告している。ドナーという性格上，腎機能低下が認められない症例から腎移植が行われても，この潜在的な高血圧性障害が移植腎の腎機能に影響することを示唆する結果である。

腎硬化症レシピエントの全身動脈硬化症

高血圧によって引き起こされる腎臓内の小動脈あるいは細動脈壁の動脈硬化的変化とこれに起因する二次的な腎臓内の糸球体あるいは尿細管間質の虚血性変化を腎硬化症と考える。したがって，高血圧症が先行して腎障害が発症する訳であるが，同時に高血圧に脆弱性を示す，脳，眼底，心臓，大血管にも高血圧障害が出現している可能性が高く，高血圧臓器障害のひとつであることを理解する必要がある。

レシピエントに，移植前脳梗塞の既往があると言っても，その脳梗塞のパターンが不明のレシピエントも多い。ラクナ梗塞であるのか，あるいは塞栓性脳梗塞，心原性脳梗塞であるのか鑑別しておく必要がある。なぜなら，術後の対応も異なるからである。塞栓性脳梗塞の既往歴がある場合は，頸動脈など動脈系に不安定プラークがないか術前に精査する必要がある。心源性脳梗塞の場合は，心房細動などの不整脈，弁膜症の有無などを精査する必要がある。塞栓性脳梗塞，心原性脳梗塞の発症の危険度が高い場合は，術前に脳外科

医，循環器医，心臓外科医に相談をして適切な処置をすることが必要である。

ラクナ梗塞であれば，一般的にアスピリン内服が必要である。しかし，脳梗塞既往があると言われながらこのような予防的処置を受けていない症例もある。移植前にもう一度，ラクナ梗塞があるか画像診断で確認する必要がある。ラクナ梗塞と確認された場合は，少なくともアスピリン内服は移植後も必要ではないだろうか。

Findlayらは，約5,000人の新規腎代替療法（RRT）開始患者を対象に，療法別にRRT開始後の脳卒中（stroke）発症率を検討している[10]。さすがに血液透析，腹膜透析と比較すると移植後患者（先行的腎移植症例）の脳卒中発症率は低かったが，全移植患者の約2％に脳卒中が移植後に発症し，その多くが3年以内に発症していることが指摘されている。

動脈硬化症が進展している症例では，大動脈瘤，大動脈解離などが潜んでいる可能性がある。腎移植前には，胸腹部CTを撮影することが一般的である。この際に，大動脈瘤，大動脈解離の存在がないか検討する必要がある。特に，腎移植では腸骨動脈系に腎動脈を吻合する。腸骨動脈に動脈瘤の所見がないかも十分に確認する必要がある。

腎硬化症が腎原疾患の症例が腎移植を受け，その後大動脈解離となり一時的に移植腎の機能が低下した症例が報告されている[11]。時に，移植後に大動脈あるいは腸骨動脈の解離または動脈瘤が悪化する症例に遭遇することがある。このような症例は，やはり移植前から高度の動脈硬化が認められる症例に多いと思われる。

腎硬化症・高血圧症レシピエントの移植前検査

　レシピエントの腎原疾患が腎硬化症あるいは術前合併症として高血圧症が認められる場合は，一般的な移植前検査に加えて，**表3**に挙げた血管系検査を追加するべきと考える。

　腎移植後にも高血圧は持続することが多く，頭部の血管系に関しては慎重な検査スケジュールを考えるべきと思われる。特に以前に脳梗塞・脳出血の既往がある症例では，MRI検査または脳CT検査を行い病巣を検討しておく必要がある。基本的に頸動脈エコーは実施すべき検査である。頸動脈の動脈硬化症が高度な症例では，脳内血管の狭窄病変がある場合もある。脳血管MRA検査による検索も必要に応じて検討する必要がある。その結果によっては，術前に脳外科医と十分な検討を行う必要がある[12]。

　心疾患に関しては，レシピエントは一般的に長期間の罹患年数を有する慢性腎臓病患者であることを念頭に，最も注意深く移植前の術前検査を行う必要がある。慢性腎臓病患者，特に糖尿病が背景にある患者では，胸痛などの自覚症状がないまま，冠動脈疾患が進行している症例が多い点を忘れてはならない。心電図，心エコー検査

表3 ● 高血圧合併症を意識した腎移植前検査

1. 脳血管系
   頸動脈エコー，脳血管MRA，脳MRI or CT
2. 眼血管系
   眼底検査
3. 心血管系
   心エコー，心電図，負荷心電図，心筋シンチ，冠動脈造影
4. 大血管系
   胸腹部大動脈造影CT
   ABI，CAVI，下肢動脈造影CT

は必須の検査である。これらに異常があれば，必要に応じて負荷心電図，心筋シンチグラフィーなど冠動脈疾患の検出感度の高い検査を追加する必要がある。この際，重要なことは，必ず循環器専門医に術前評価を依頼することである。レシピエント死因の上位に心疾患が挙げられていることを理解し，必要ならば，移植前に冠動脈造影あるいは冠動脈インターベンションをレシピエントが受けて腎移植にのぞむべきであると考える。加えて心臓弁膜症，左室肥大などの他の心疾患の程度も循環器専門医に診察を受け，移植後にこれらの病態の経時的変化も経過観察すべきである[13]。

　高血圧管理が不十分な慢性腎臓病患者の心臓には，機能障害として収縮不全は認められないが，拡張不全が高度に認められることがある。このような症例は，容量負荷に対して心不全症状が出現しやすい。腎移植直後には，急性腎不全を防ぐため輸液により一過性に体液過剰状態にして管理する。この時点で中止しないと心不全症状が出現する場合がある。

■レシピエントの移植後血圧管理

　腎硬化症が腎疾患のレシピエントが腎移植後に血圧管理が良好となるかどうか，この点は患者生命予後，グラフト予後を改善する上で非常に重要である。まさに，高血圧が認められる一般的なレシピエントの移植後高血圧（post-transplant hypertension；PTHT）の管理方法につながる。

　PTHTに関しては，日本臨床腎移植学会あるいはKDIGOの移植患者における管理ガイドラインの中に管理時の注意点が記載されている。日本臨床腎移植学会の「腎移植後内科・小児科系合併症診療ガイドライン2011」では，腎移植後症例の血圧の管理目標は，収縮期血圧／拡張期血圧が130／80mmHg未満を推奨している[14]。

ただし，腎移植後という点で，一般慢性腎臓病（CKD）患者と若干異なる点もある。そのひとつとして蛋白尿陽性患者が少ない点が挙げられる。一般CKD患者は糖尿病性腎症，慢性糸球体腎炎が腎原疾患であり蛋白尿陽性患者が多い。しかし腎移植レシピエントは，慢性拒絶反応が腎機能低下の主体たる原因で蛋白尿が陰性の症例が目立つ。それでも上記ガイドラインは，降圧薬はやはりアンジオテンシン変換酵素（ACE）阻害薬，アンジオテンシンⅡ受容体拮抗薬（ARB）を推奨している。

腎移植患者の多くは，シクロスポリンあるいはタクロリムスどちらかのカルシニューリン阻害薬を内服する。これらの薬剤は，副作用として血管攣縮作用あるいは細動脈硬化症促進作用があり，高血圧症が助長する場合がある。したがって，可能な限り適正な血中濃度管理が必要である。腎移植後の高血圧症の改善に，カルシニューリン阻害薬中止あるいは減量が有効であることは多数の研究で報告されている。KarpeらのCochrane Databaseによるシステマティックレビューでも，高血圧症はカルシニューリン阻害薬中止により，相対危険度0.82（95％信頼区間0.71～0.95）で減少することが報告されている[15]。しかし，拒絶反応は増加する危険性があり，このあたりは症例ごとに対応を検討していく必要がある。

腎移植後の動脈硬化指標の変化

腎移植後には，血圧が改善する患者がみられる。また，透析患者がレシピエントの場合は，血圧の透析間変動が消失し平均化した血圧に落ち着く。しかし，ステロイド薬，カルシニューリン阻害薬など血圧上昇作用のある薬剤も服用するため，はたして全身の動脈硬化は改善するのであろうか。

Kovácsらは，移植前と移植直後のレシピエントの動脈硬化を

非侵襲的方法にて観察している[16]。対象患者は17人であるが、脈波伝播速度(pulse wave velocity；PWV)、脈波増大係数(augmentation index；AI)、脈圧(pulse pressure；PP)、足関節／上腕血圧比(ankle-brachial index；ABI)などを測定している。拒絶反応もなく順調に経過した17人の症例では、PWV($P=0.0075$)とAI($P=0.013$)は有意な改善を示したが、ABIやPPには改善は認められなかったと報告している。移植直後からある程度動脈硬化傾向が改善することがわかる。しかし、このような短期間では顕著な改善はないと考えられる。

Hornumらは、移植後1年経過した症例40例と糖尿病を有しない移植待機慢性腎臓病患者で動脈硬化指標を比較検討している[17]。AIは移植後1年の経過で、27%(IQR 17〜33)から14%(IQR 7〜25)に有意に低下し($P=0.01$)、待機患者と比較しても有意に低値であった。ただし、PWVは移植後1年の経過で改善はなく、待機患者と同等であったとしている。前述のKovácsらの報告で認められたごく短期間のPWVの改善は[16]、長期的には消失してしまう可能性がある。

短期的研究を発表していたKovácsらは、移植後症例を対象として3年間の経過における動脈硬化指標の変化も発表している[18]。その結果では、PWV($P=0.0187$)と頸動脈硬化度($P=0.0007$)はそれぞれ有意に悪化し、またPWVは左室壁厚と正の相関、駆出率とは負の相関を示した。これらの結果をふまえると、PWVでみる限りやはり長期では移植後には動脈硬化症が進行してしまうのではないかと考えられる。

血圧日内変動と腎内の動脈硬化症の進展

　最後に血圧の日内変動と腎内の動脈硬化症の関連について言及したい。腎内の動脈硬化所見は，一般の腎生検標本でもよく観察される所見である。小動脈レベルの動脈硬化は，内膜肥厚と呼ばれる内弾性板の多層化（fibroelastosis）と中膜平滑筋細胞の減少が特徴である。この小動脈の内膜肥厚は，高血圧以外に加齢，喫煙などによっても進行する。一方，細動脈レベルの動脈硬化は硝子化が主体である。この硝子化こそ高血圧，糖尿病の影響を大きく受けて進行する。

　高血圧の診断は，一般的に日中の外来受診時に測定された血圧で判断される。しかし，血圧の日内変動が異常を起こして夜間高血圧が生じると，いわゆる仮面高血圧（masked hypertension）を呈し，これが動脈硬化を促進してしまう。CKD患者では，血圧の日内リズムに異常が生じ，夜間にnon-dipperあるいはriserパターンの症例が増加する。このため仮面高血圧が増加すると考えられている。

　腎生検組織所見において，24時間血圧のパターンと腎内動脈硬化所見との関連を検討した研究がある。Konoらの検討では，腎内の細動脈は，夜間高血圧を呈する症例群では，日中高血圧を呈する症例群と同等の細動脈硬化所見を呈することが証明された[19]。この臨床病理学的研究は，高血圧による腎臓障害，つまり腎硬化症の進行を抑制するためには血圧の日内変動パターンも考慮した対策が必要であることを示唆している。

術前術後の適切な管理

　腎硬化症症例が腎移植患者に必ずしも多くみられる訳ではない。しかし，高血圧症が背景にあるレシピエントとドナーは多く，その

一部は腎硬化症に近い病態である可能性がある。移植前の検査において，全身の動脈硬化所見を評価し，移植手術が安全に実施できるよう配慮する必要がある。また移植後の血圧管理，動脈硬化症の進展に関しても適切なモニタリングが必要である。

●文 献

1) 日本移植学会，日本臨床腎移植学会（編）：腎移植臨床登録集計報告（2015）2014年実施症例の集計報告と追跡調査結果．移植．2015；50(2-3)：138-55.

2) 日本透析医学会統計調査委員会（編）：図説 わが国の慢性透析療法の現況 2016年12月31日現在．日本透析医学会，2017.

3) Lim EC, Terasaki PI：Outcome of kidney transplantation in different diseases. Clin Transpl. 1990：461-9.

4) Remuzzi G, Grinyò J, Ruggenenti P, et al：Early experience with dual kidney transplantation in adults using expanded donor criteria. Double Kidney Transplant Group (DKG). J Am Soc Nephrol. 199910(12)：2591-8.

5) Wang CJ, Wetmore JB, Crary GS, et al：The Donor Kidney Biopsy and Its Implications in Predicting Graft Outcomes：A Systematic Review. Am J Transplant. 2015；15(7)：1903-14.

6) Cockfield SM, Moore RB, Todd G, et al：The prognostic utility of deceased donor implantation biopsy in determining function and graft survival after kidney transplantation. Transplantation. 2010；89(5)：559-66.

7) Matignon M, Desvaux D, Noël LH, et al：Arteriolar hyalinization predicts delayed graft function in deceased donor renal transplantation. Transplantation. 2008；86(7)：1002-5.

8) Minakawa R, Tydén G, Lindholm B, et al：Donor kidney

vasculopathy: impact on outcome in kidney transplantation. Transpl Immunol. 1996;4(4):309-12.

9) Sofue T, Inui M, Kiyomoto H, et al:Pre-existing arteriosclerotic intimal thickening in living-donor kidneys reflects allograft function. Am J Nephrol. 2012;36(2):127-35.

10) Findlay M, MacIsaac R, MacLeod MJ, et al:Renal replacement modality and stroke risk in end-stage renal disease-a national registry study. Nephrol Dial Transplant. 2017;doi:10.1093/ndt/gfx291.

11) Dujardin A, Le Fur A, Cantarovich D:Aortic Dissection and Severe Renal Failure 6 Years After Kidney Transplantation. Transplant Direct. 2017;3(9):e202.

12) 藤井秀毅:脳梗塞既往患者の腎移植はどのように管理すればいいのか.こんな時どうすれば!? 腎移植コンサルタント. 深川雅史(監), 西 慎一(編). 金芳堂, p192-4, 2016.

13) 藤井秀毅:冠動脈疾患はどのような方法で評価されていれば安全なのか. こんな時どうすれば!? 腎移植コンサルタント. 深川雅史(監), 西 慎一(編). 金芳堂, p188-91, 2016.

14) 日本臨床腎移植学会ガイドライン作成委員会(編):腎移植後内科・小児科系合併症の診療ガイドライン 2011. 日本医学館, p19-23, 2011. [https://www.jscrt.jp/wp-content/themes/jscrt/pdf/guideline/guide2011.pdf]

15) Karpe KM, Talaulikar GS, Walters GD:Calcineurin inhibitor withdrawal or tapering for kidney transplant recipients. Cochrane Database Syst Rev. 2017;7:CD006750.

16) Kovács D, Löcsey L, Szabó L, et al:Noninvasive perioperative monitoring of arterial function in patients with kidney transplantation. Transplant Proc. 2013;45(10):3682-4.

17) Hornum M, Clausen P, Idorn T, et al:Kidney transplantation improves arterial function measured by pulse wave analysis and endothelium-independent dilatation in uraemic patients despite deterioration of glucose metabolism. Nephrol Dial Transplant. 2011l;26(7):2370-7.

18) Kovács D, Löcsey L, Laczik R, et al:Three-year longitudinal clinical trial of arterial function assessed by a oscillometric non-invasive method in comparison with carotid sclerosis and transferrin kidney-transplanted patients. Transplant Proc. 2014;46(6):2168-70.

19) Kono K, Fujii H, Nakai K, et al:Relationship Between Type of Hypertension and Renal Arteriolosclerosis in Chronic Glomerular Disease. Kidney Blood Press Res. 2016;41(4):374-83.

索 引

── 英 数 ──

数字

1型糖尿病　*110*

2型糖尿病　*110, 111, 114*

A

AASK（African American Study of
Kidney Disease）　*2*

── 研究　*133*

── 試験　*9*

accelerated hypertension　*55*

AGEs　*44*

AH（arteriolohyalinosis）☞ 細動脈硝子化

angiostatin　*45*

arterio-arteriolar nephrosclerosis ☞ 細動
脈性腎硬化症

arterio/arteriolonephrosclerosis ☞ 細動脈
性腎硬化症

AS（arteriosclerosis）☞ 小動脈硬化

C

Ca拮抗薬　*138*

CGA分類のリスク評価　*33*

CKD（chronic kidney disease）　*83*

── ステージ　*7*

── ヒートマップカテゴリー　*74*

D

diabetic kidney disease ☞ 糖尿病性腎臓病

E

ESA（erythropoiesis stimulating agent）
147

F

FKR（Fukuoka Kidney disease Registry）
4

FSGS（focal segmental glomerulosclerosis）
83

H

hypertensive nephropathy ☞ 高血圧性腎
症

hypertensive renovascular disease ☞ 高
血圧性腎疾患

I

IFTA（interstitial fibrosis and tubular
atrophy）　*73*

J

JDCS（Japan Diabetes Complications
Study）　*109*

JDNCS（Japan Diabetic Nephropathy
Cohort Study）　*109*

J-KDR（Japan Kidney Disease Registry）
27

── 登録例　*31*

J-RBR（Japan Renal Biopsy Registry）　*27,
109*

K

*Klotho*遺伝子 44

N

nephrosclerosis ☞ 腎硬化症

O

onion-skin様内膜肥厚（onion-skin lesion）

   24, 128

ORG（obesity-related glomerulopathy）

   83, 85, 90, 91

   ――関連FSGS 86

P

PAI-1 46

polar vasculosis 59

PWV（pulse wave velocity） 168

R

RA系阻害薬 136, 139

Remuzziスコア 161

T

thrombotic microangiopathy 65

U

UMIN（University Hospital Medical Information Network） 27

W

Wnt/β-カテニン経路 47

━━━━ **和　文** ━━━━

あ

アディポカイン 87

悪性高血圧 55, 63, 64

悪性腎硬化症 16, 22, 55, 127, 128

い

維持血液透析ガイドライン 147

移植後血圧管理 166

移植前脳梗塞 163

お

オートファジー 48

か

カルシニューリン阻害薬 167

加齢 5

間質 61

   ――細胞浸潤 73

   ――性線維症および管状萎縮症 ☞ IFTA

き

弓状動脈 68

く

グラフト予後 158

け

係蹄萎縮 21

血圧日内変動 169

血液透析 149, 150

   ――患者における心血管合併症の評価と治療に関するガイドライン 153

血管自動調節能破綻 40

血管障害 *68*

　——の重症度判定 *69*

血管蛇行 *59*

血管の形態 *56*

血行障害 *53*

献腎移植 *149*

献腎ドナー *160*

原発性FSGS *86*

こ

コレステロール塞栓 *61*

高血圧 *98, 133*

　——緊急症 *63*

　——性腎硬化症 *1, 17, 24, 27, 31, 71,*

　111, 122

　——性腎疾患 *54*

　——性腎症 *32, 54*

高脂肪食 *89*

高尿酸血症 *97, 98*

さ

埼玉医科大学腎硬化症コホート *35*

細動脈硝子化 *73, 162*

細動脈性腎硬化症 *54*

細動脈の硝子化病変 *102*

酸化ストレス *43, 44*

し

糸球体 *61, 65*

　——虚脱 *20*

　——血行動態異常 *101*

　——硬化 *54, 77*

　——の滲出性変化 *61, 62*

　——の全節性硬化 *61, 62*

　——の分節性硬化 *61, 62*

　——肥大 *73*

　——門部 *58*

脂肪毒性 *88*

終末糖化産物 ☞ AGEs

硝子化 *59, 60*

硝子様沈着物 *21*

硝子様変化 *20*

小動脈硬化 *162*

小葉間動脈 *57, 68, 69*

食塩感受性高血圧 *100*

腎移植 *148, 156*

　——前検査 *165*

腎機能低下 *122*

腎血行動態 *86*

腎硬化症 *16, 29, 54, 143*

　——の降圧目標 *134*

　——の症例登録（レジストリー） *27*

　——の同義語・類義語 *53, 54*

　——の分子機序 *39*

　——の臨床的診断 *16*

腎細動脈硬化症 *97, 98*

腎生検 *18*

　——コホート *71*

　——レジストリー ☞ J-RBR

腎臓病総合レジストリー ☞ J-KDR

腎代替療法　148

腎病変の病理スコア　74

せ

生体腎移植　149

　　── ドナー　159

赤血球造血刺激因子製剤 ☞ ESA

全身動脈硬化症　163

全節性硬化症　73

そ

巣状分節性硬化病変　33

巣状分節性糸球体硬化症 ☞ FSGS

た

代償性腎硬化症　55

大学病院医療情報ネットワーク ☞ UMIN

蛋白尿　10, 84, 122

ち

中膜萎縮　56

中膜肥厚　56

と

透析導入　1, 143

　　── の見合わせ　151

糖尿病　111

糖尿病性腎症　78, 102, 108

　　── と腎硬化症の病理分類　110

　　── の血圧管理　117

　　── の病理評価項目　80

　　── 病期分類2014　115, 116

糖尿病性腎臓病　108

糖尿病性病期分類の改訂　113

動脈硬化　62, 73, 161

　　── 性腎硬化症　122

動脈の形態　56

な

内弾性板　57

内膜肥厚　20, 56, 58, 65

に

尿酸　97

　　── 降下薬　99

ね

ネフローゼ症候群　84

年末患者　145

は

ハイリスクレシピエント　156

ひ

非代償性良性腎硬化症　55

肥満関連腎症 ☞ ORG

肥満症　83

ふ

プラスミノーゲン活性化抑制因子-1 ☞ PAI-1

福岡腎臓病データベース研究 ☞ FKR

腹腔鏡下スリーブ胃切除術　91

腹膜透析　149, 150

分節性糸球体硬化　73

ほ

ポドサイト障害　40

ま

マージナルドナー *156*

慢性炎症 *42*

慢性虚血 *41*

慢性腎臓病 ☞ CKD

慢性透析療法 *145*

 ── 導入患者 *144, 146*

み

ミトコンドリア *43*

 ── 機能障害 *89*

脈波伝播速度 ☞ PWV

む

無症候性高尿酸血症 *96*

ゆ

輸出細動脈 *59*

輸入細動脈 *69, 101*

り

利尿薬 *138*

良性腎硬化症 *16, 18, 55, 123*

る

累積患者数 *29*

れ

レシピエント *157*

 ── の腎原疾患 *158*

編者紹介

和田隆志 (わだ たかし) ― 金沢大学大学院 腎臓内科学 教授 ―

1988年3月	金沢大学医学部卒業
1995年9月	米国ハーバード大学 Brigham and Women 病院
2006年4月	金沢大学医学部附属病院 血液浄化療法部 部長
	同 腎臓内科長(現在に至る)
2007年9月	金沢大学大学院医学系研究科 教授(現在に至る)
	同 医学部附属病院 検査部長(現在に至る)
2014年4月	金沢大学医薬保健学域医学類 副医学類長
	同 附属病院臨床研修センター長
2016年4月	金沢大学 学長補佐
	同 附属病院 副病院長
2018年4月	金沢大学 副学長
	同 医薬保健学域医学系長
	同 医薬保健学域医学類長

湯澤由紀夫 (ゆざわ ゆきお) ― 藤田医科大学医学部 腎臓内科学 教授 ―

1981年3月	名古屋大学医学部卒業
1987年7月	米国ニューヨーク州立大学バッファロー校 病理学教室
	Visiting Associate Professor
2009年7月	名古屋大学大学院 病態内科学講座 腎臓内科学 准教授
2010年4月	藤田保健衛生大学医学部腎内科学(現・藤田医科大学医学部腎臓内科学)教授(現在に至る)
2014年4月	学校法人藤田学園 理事
	藤田保健衛生大学病院(現・藤田医科大学病院)病院長(現在に至る)

腎硬化症の早期診断と治療

定価（本体 5,500 円＋税）

2018年12月31日　第1版

編　者　和田隆志，湯澤由紀夫
発行者　梅澤俊彦
発行所　日本医事新報社　www.jmedj.co.jp
　　　　〒101-8718 東京都千代田区神田駿河台2-9
　　　　電話　03-3292-1555（販売）・1557（編集）
　　　　振替口座　00100-3-25171
印　刷　日経印刷株式会社

© 和田隆志，湯澤由紀夫 2018　Printed in Japan
ISBN978-4-7849-5660-9　C3047　¥5500E

・本書の複製権・翻訳権・上映権・譲渡権・公衆送信権（送信可能化権を含む）
　は（株）日本医事新報社が保有します。
・**JCOPY** ＜（社）出版者著作権管理機構 委託出版物＞
　本書の無断複写は著作権法上での例外を除き禁じられています。複写さ
　れる場合は，そのつど事前に，（社）出版者著作権管理機構（電話 03-3513-
　6969，FAX 03-3513-6979，e-mail:info@jcopy.or.jp）の許諾を得てください。

電子版のご利用方法

巻末の袋とじに記載された**シリアルナンバー**で，本書の電子版を利用することができます。

手順①：日本医事新報社Webサイトにて**会員登録（無料）**をお願い致します。
（既に会員登録をしている方は手順②へ）

日本医事新報社Webサイトの「Web医事新報かんたん登録ガイド」でより詳細な手順をご覧頂けます。
www.jmedj.co.jp/files/news/20170221%20guide.pdf

手順②：登録後**「マイページ」に移動**してください。
www.jmedj.co.jp/mypage/

「マイページ」

マイページ中段の「会員限定コンテンツ」より
電子版を利用したい書籍を選び，
右にある「SN登録・確認」ボタン（赤いボタン）をクリック

表示された「会員限定コンテンツ」欄の該当する書名の
右枠にシリアルナンバーを入力

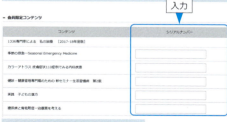

下部の「確認画面へ」をクリック

「変更する」をクリック

会員登録（無料）の手順

1 日本医事新報社Webサイト（www.jmedj.co.jp）右上の**「会員登録」をクリック**してください。

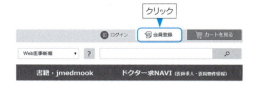

2 サイト利用規約をご確認の上（1）**「同意する」にチェック**を入れ，（2）**「会員登録する」をクリック**してください。

3 （1）**ご登録用のメールアドレスを入力**し，（2）**「送信」をクリック**してください。登録したメールアドレスに確認メールが届きます。

4 確認メールに示された**URL（Webサイトのアドレス）**をクリックしてください。

5 会員本登録の画面が開きますので，**新規の方は一番下の「会員登録」をクリック**してください。

6 会員情報入力の画面が開きますので，（1）**必要事項を入力**し（2）**「（サイト利用規約に）同意する」にチェック**を入れ，（3）**「確認画面へ」をクリック**してください。

7 会員情報確認の画面で入力した情報に誤りがないかご確認の上，**「登録する」をクリック**してください。

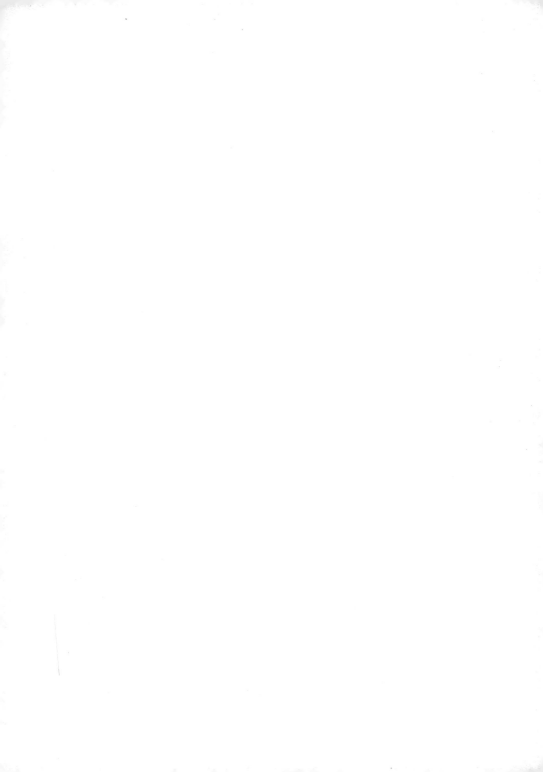